Gynécologie
Endocrinologie
Nutrition

Parus dans la même collection

- Hépato-gastroentérologie - Chirurgie digestive
- Psychiatrie
- Cardiologie
- Néphrologie - Urologie
- Pneumologie - Anesthésie-Réanimation
- Hématologie - Cancérologie
- Maladies infectieuses - Dermatologie
- Neurologie - Gériatrie
- Orthopédie - Rééducation - Rhumatologie - Médecine interne

À paraître

- LCA - Santé publique - Médecine légale - Médecine du travail
- Pédiatrie
- Ophtalmologie - ORL - Stomatologie

COLLECTION ECN Med

Dirigée par | Jean-Jacques LEHOT
et Xavier RICAUD

Gynécologie Endocrinologie Nutrition

Charles Garabedian, Philippe Deruelle, Françoise Borson-Chazot, Claire Bournaud, Aude Brac de la Perrière, Alexandra Crand, Christine Cugnet, Myriam Moret, Philippe Moulin, Noël Peretti, Gérald Raverot, Chantal Simon, Sylvie Villar-Fimbel

Éditions Pradel

PRADEL
Wolters Kluwer France
1, rue Eugène-et-Armand-Peugeot
92856 Rueil-Malmaison cedex

ISBN 978-2-913996-89-2
ISSN 2105-9551

Les auteurs

Gynécologie

Charles GARABEDIAN
Interne de gynéco-obstétrique,
Faculté de médecine, Lille 2,
Lille

Philippe DERUELLE
Professeur des universités – Praticien hospitalier
Maternité Jeanne de Flandre,
Lille

Endocrinologie - Nutrition

Françoise BORSON-CHAZOT
Professeur des universités – Praticien hospitalier (Endocrinologie)

Aude BRAC de la PERRIÈRE
Praticien hospitalier

Alexandra CRAND
Assistante chef de clinique

Christine CUGNET
Assistante chef de clinique

Myriam MORET
Assistante chef de clinique

Philippe MOULIN
Professeur des universités – Praticien hospitalier (Nutrition)

Gérald RAVEROT
Maitre de conférences des Universités – Praticien hospitalier (Endocrinologie)

Sylvie VILLAR-FIMBEL
Praticien hospitalier

Fédération d'endocrinologie, diabétologie et maladies de la nutrition
Groupement hospitalier Est,
Lyon

Claire BOURNAUD
Praticien hospitalier
Centre de Médecine Nucléaire
Groupement hospitalier Est,
Lyon

Noël PERETTI
Maître de conférences des universités - Praticien hospitalier (Nutrition)
Unité fonctionnelle de nutrition pédiatrique, service de gastroentérologie,
hépatologie et nutrition pédiatrique
Hôpital Femme Mère Enfant de Lyon
Groupement hospitalier Est,
Lyon

Chantal SIMON
Professeur des universités - Praticien hospitalier (Nutrition)
Service d'endocrinologie, diabétologie et maladies de la nutrition
Groupement hospitalier Sud,
Lyon

Préface

La préparation de l'Examen Classant National (ECN) en médecine est une épreuve difficile en raison de l'étendue des connaissances exigées et de la rareté des documents de qualité disponibles pour sa préparation.

L'ouvrage se proposant d'exposer les connaissances nécessaires à cet examen doit être relativement succinct pour être clair pour les étudiants de 2e cycle des études médicales. Inversement, ces données doivent être suffisamment exhaustives pour que les candidats brillants et ambitieux puissent optimiser leurs notes.

Ce compromis difficile ne peut être trouvé que dans un travail partagé entre, d'une part, des internes ou des chefs de clinique ayant récemment passé leur ECN et, d'autre part, des enseignants titulaires siégeant dans les jurys. Nous avons tenu compte de ce cahier des charges pour vous présenter cette nouvelle collection. Bien entendu, elle se fonde sur les connaissances issues des Conférences de Consensus et des Conférences d'Experts des Sociétés Savantes nationales ainsi que sur les recommandations officielles telles que celles de la Haute Autorité de Santé et de l'Afssaps. Nous avons aussi tenu à illustrer les items pour qu'une iconographie importante en facilite la mémorisation.

Nous remercions bien évidemment les auteurs, médecins juniors et aînés prestigieux, qui ont bien voulu collaborer à ce travail qui devrait intéresser non seulement les candidats à l'ECN mais aussi tout médecin soucieux d'actualiser ses connaissances.

Xavier Ricaud, IHP

Jean-Jacques Lehot, PU-PH, Chef de Service

Sommaire

Gynécologie

Endocrinologie - Nutrition

Abréviations

AC : anticorps
AMP : aide médicale à la procréation
ATB : antibiotique
ATCD : antécédents
BAV : bloc auriculoventriculaire
CIVD : coagulation intravasculaire disséminé
CPN : consultations prénatales
CU : contractions utérines
DAN : dépistage anténatal
DDR : date des dernières règles
DIU : dispositif intra-utérin
ECBU : examen cytobactériologique des urines
ERCF : enregistrement du rythme cardiaque fœtal
FCS : fausse couche spontanée
FCU : frottis cervico-utérin (NC)
FO : fond d'œil
GEU : grossesse extra-utérine
HDT : hospitalisation à la demande d'un tiers
HO : hospitalisation d'office
HRP : hématome rétroplacentaire
HTA : hypertension artérielle
HU : hauteur utérine
IMC : indice de masse corporelle
IMG : interruption médicale de grossesse
Ir : primaire
IIr : secondaire
IST : infection sexuellement transmissible
LA : liquide amniotique
MFIU : mort fœtale *in utero*
MTEV : maladie thromboembolique veineuse
MTR : métrorragie
MTX : méthotrexate
NN : nouveau-né
OAP : œdème aigu du poumon
PL : ponction lombaire
PMI : protection materno-infantile
PP : *post-partum*
RCF : rythme cardiaque fœtal
RCIU : retard de croissance *in utero*
SA : semaines d'aménorrhée
SAPL : syndrome des anticorps antiphospholipides
SDG : signes de gravité
SF : signes fonctionnels
SFU : signes fonctionnels urinaires
SOPK : syndrome des ovaires polykystiques
TME : transmission maternofoetale
TR : toucher rectal
TV : toucher vaginal

Gynécologie

L'examen clinique en gynécologie

INTERROGATOIRE

- Motif de consultation
- Antécédents :
  - familiaux : cancérologiques (sein, ovaire, côlon) et de pathologie générale
  - médicochirurgicaux personnels
  - gynécologiques :
    - histoire des règles : date d'apparition, durée des cycles, abondance de règles
    - gestité (G) et parité (P)
- Prise actuelle de médicaments
- Modalités contraceptives
- Analyse des symptômes
- Signes fonctionnels associés

EXAMEN PHYSIQUE

- Examen général :
  - morphotype : poids, taille
  - pression artérielle
  - étude de la pilosité
- Examen mammaire : debout puis couché, inspection puis palpation quadrant par quadrant, y compris les aires ganglionnaires
- Examen de l'abdomen
- Examen vulvopérinéal :
  - pilosité
  - état des grandes et petites lèvres ainsi que du clitoris
  - état de l'hymen

- Examen au spéculum :
  - Après lubrification avec du sérum physiologique, introduction douce presque verticale en écartant les lèvres, puis rotation intravaginale de 90° en le poussant
  - examen du col : glaire, aspect, zone de jonction squamocylindrique
  - examen du vagin : ulcération, kyste, cancer
- Toucher vaginal :
  - utilisation de 2 doigts protégés par un doigtier, associé à la main abdominale
  - exploration :
    - en avant : face postérieure de la vessie et antérieure de l'utérus
    - latéralement : culs-de-sac vaginaux, releveurs, partie basse des paramètres
    - en arrière : cul-de-sac de Douglas, rectum
- Hystérométrie : mesure de la taille de l'utérus par un hystéromètre
- ± Toucher rectal

15 Examen prénuptial

Objectifs

- **Préciser les dispositions réglementaires et les objectifs de l'examen prénuptial**

GÉNÉRALITÉS

- Attention, cet examen n'est plus obligatoire
- Objectifs de cet examen :
  - bilan médical complet de chacun des futurs époux = dépistage des risques
  - prévention obstétricale
  - éducation du couple = information

1re CONSULTATION MÉDICALE

→ INTERROGATOIRE

- Risques infectieux : ATCD d'IST, transfusions, pratiques sexuelles à risque
- Risques génétiques : ATCD personnels et familiaux
- Risques obstétricaux : ATCD de traumatisme pelvien, agents tératogènes…
- Autres risques liés à l'hygiène de vie : alcool, toxicomanie, tabac, alimentation, activité physique…
- **Carnet de vaccinations : statut immunitaire vis-à-vis de la rubéole ++++**

→ EXAMEN PHYSIQUE

- Séparément
- Complet avec examen génital : PA, auscultation cardiaque, examen des organes génitaux externes
- Penser à réaliser un FCU s'il date de plus de 3 ans

→ EXAMENS COMPLÉMENTAIRES

	OBLIGATOIRES	À PROPOSER
Femme	Groupe sanguin, Rhésus Toxoplasmose Rubéole	RAI si Rh négatif ou ATCD de transfusion VIH, VHB, VHC, TPHA-VDRL
Homme	Groupe sanguin, Rhésus	VIH, VHB, VHC, TPHA-VDRL

2e CONSULTATION MÉDICALE

- **Séparément**
- Remise de certificat prénuptial en mains propres, quels que soient les résultats
- Annonce des résultats ; en cas de pathologie grave : résultat par écrit
- Consultation adaptée si anomalie
- CAT en fonction des résultats :
  - si sérologie rubéole négative : proposer vaccination antirubéolique
  - si sérologie toxoplasmose négative : conseils d'hygiène alimentaire
  - si risque incompatibilité fœtomaternelle : éducation chez patientes Rh – sur la nécessité d'injection de gammaglobulines anti-D en cours de grossesse si besoin
- **Information et prévention :**
  - remise de la brochure d'éducation sanitaire : sexualité, hygiène de vie, contraception
  - informer sur les mesures prophylactiques à prendre pendant la grossesse
  - informer sur l'hygiène de vie (tabac, alcool...)
  - informer sur la contraception

16 Grossesse normale. Besoins nutritionnels d'une femme enceinte

Objectifs

- **Diagnostiquer une grossesse et connaître les modifications physiologiques l'accompagnant**
- **Énoncer les règles du suivi (clinique, biologique, échographique) d'une grossesse normale**
- **Déterminer lors de la première consultation prénatale les facteurs de risque de complications durant la grossesse qui entraînent une prise en charge spécialisée**
- **Expliquer les particularités des besoins nutritionnels d'une femme enceinte**

Recommandations, consensus

- **Haute Autorité de Santé (2007) :** Suivi et orientation des femmes enceintes en fonction des situations à risque identifiées
- **Haute Autorité de Santé (2005) :** Comment mieux informer les femmes enceintes ?
- **Haute Autorité de Santé (2005) :** Préparation à la naissance et à la parentalité
- **Collège national des gynécologues et obstétriciens français (1997) :** Supplémentations au cours de la grossesse

CONFIRMER LA GROSSESSE

→ INTERROGATOIRE

- **Retard de règles :** terme en semaines d'aménorrhée (SA)
- Signes fonctionnels sympathiques : nausées, vomissements, irritabilité, mastodynies
- Douleurs pelviennes
- Impériosités mictionnelles, envies fréquentes d'uriner

→ EXAMEN PHYSIQUE

- Seins augmentés de volume, sensibles et tendus
- Spéculum : col violacé, glaire coagulée, ectropion cervical
- Toucher vaginal : utérus augmenté de volume, globuleux
- Bruits du cœur (BDC) audibles au Doppler dès 10 SA

→ EXAMENS COMPLÉMENTAIRES

- **Ne sont utiles qu'en cas de doute ou de signes d'appel**
- Trois méthodes sont disponibles :
  - tests urinaires de grossesse
  - dosage plasmatique de l'HCG
  - échographie pelvienne

RECHERCHER DES FACTEURS DE RISQUE DE GROSSESSE PATHOLOGIQUE

- Âge (< 15 ans ou > 35 ans)
- IMC (index de masse corporelle)
- Contexte socio-économique
- Tabac, alcool, toxicomanies
- ATCD familiaux : maladies héréditaires, HTA, diabète, maladie thrombo-embolique veineuse (MTEV)...
- ATCD médicaux et chirurgicaux
- ATCD gynécologiques : malformation utérine, fibrome, herpès génital...
- ATCD obstétricaux :
  - pathologies gravidiques susceptibles de récidiver : FCS, GEU, malformations, HTA gravidique, RCIU, accouchement prématuré, cholestase, diabète gestationnel...
  - mode d'accouchement (césarienne ?), poids de naissance et devenir néonatal

DÉTERMINER LE TERME

- Terme théorique = date des dernières règles + 14 jours (ovulation) + 9 mois
- Terme exact défini à l'échographie du 1er trimestre selon la longueur cranio-caudale

DÉCLARATION DE GROSSESSE

- La déclaration indique la date présumée du début de la gestation
- **Obligatoire avant 16 SA**
- Donne droit au congé maternité, à une couverture médicale à 100 % et aux allocations familiales

CONGÉS MATERNITÉ

- Congé légal = 6 semaines avant + 10 semaines après le terme théorique
- Si le contexte le justifie, on peut prescrire un congé prénatal supplémentaire dit « de grossesse pathologique », d'une durée maximale de 14 jours
- Moyen mnémotechnique : C.O.N.G.É.S = 6 / M.A.T.E.R.N.I.T.É.S = 10

	CONGÉ PRÉNATAL	CONGÉ POSTNATAL	TOTAL
Grossesse monofoetale :			
Moins de 2 enfants	6 (dont 3 reportables)	10 (+ 3 si reporté)	16
Plus de 2 enfants	8	18	26
Grossesse gémellaire	12	22	34

BESOINS NUTRITIONNELS

RECOMMANDATIONS ALIMENTAIRES

- Au moins 1,5 L d'eau par jour
- Alimentation variée, riche en produits laitiers (calcium = 1 g/j) et en fruits et légumes frais (vitamines)
- Fer = 20 mg/j
- Alimentation fractionnée, répartie en 3 vrais repas et 2 collations
- Apport calorique total de 2 000 kcal/j
- Prohiber l'alcool et limiter les excitants (thé, café)
- **Prévention :**
  - listériose : fromages non pasteurisés, charcuteries artisanales, viande et poissons crus
  - toxoplasmose : consommer la viande bien cuite, laver soigneusement les fruits et légumes souillés de terre, éviter les contacts avec les chats et leurs excréments

VITAMINES ET SELS MINÉRAUX

Trois supplémentations sont recommandées :

- acide folique en période périconceptionnelle (28 j avant, 12 SA pendant)
- vitamine D au 3e trimestre (une dose unique de 100 000 UI en ampoule à boire)
- vitamine K si prise de médicaments modifiant le métabolisme de la vitamine K

POIDS ET GROSSESSE

- 500 mg/mois pendant T1
- 1 kg/mois pendant T2
- 2 kg/mois pendant T3

Soit 9 à 12 kg sur l'ensemble de la grossesse

SUIVI D'UNE GROSSESSE NORMALE

À chaque consultation prénatale :

- interrogatoire : état général, métrorragies, perte de liquide, signes fonctionnels urinaires et d'HTA, contractions utérines, mouvements actifs fœtaux, état psychologique
- clinique : BDC fœtal, hauteur utérine, examen général (poids, PA), TV (présentation, col)
- paraclinique : BU, toxoplasmose si sérologie négative, ECBU si ATCD d'infection urinaire ou diabète ou BU positive

CALENDRIER	ÉVÉNEMENTS	BILAN SPÉCIFIQUE / OBJECTIFS
< 10 SA	1re CPN	Bilans biologiques : • obligatoires : groupe sanguin, Rhésus complet, RAI, toxoplasmose, rubéole, syphilis • proposés systématiquement : VIH, hépatite C • éventuellement : ECBU, NFS si FDR d'anémie
12 SA	Échographie du 1er trimestre = datation	Nombre de fœtus Âge gestationnel : longueur craniocaudale Mesure de la clarté nucale Dépistage de malformations majeures
14 SA	Date limite légale d'IVG	
< 15-16 SA 3e mois	2e CPN Déclaration de grossesse	Biologiques : • rubéole si négatif auparavant • marqueurs de la trisomie 21 Proposer l'entretien du 4e mois
15-18 SA	Marqueurs biologiques de la trisomie 21	Calcul du risque intégré (< 1/250) : • âge de la patiente • marqueurs biologiques • clarté nucale Proposer l'amniocentèse après information en consultation de dépistage anténatal
16-20 SA 4e mois	3e CPN	
22 SA	Date limite de viabilité Échographie T2 = morphologique	Croissance fœtale : biométries Dépistage de malformations Localisation placentaire + cordon ombilical Quantité de liquide amniotique Vitalité fœtale
21-24 SA 5e mois	4e CPN	
24-28 SA 6e mois	5e CPN	Dépistage du diabète gestationnel AgHBs RAI si Rh - ou ATCD de transfusion
28-32 SA 7e mois	6e CPN	Prophylaxie des carences en vitamine D Prévention de l'allo-immunisation si Rh -

CALENDRIER	ÉVÉNEMENTS	BILAN SPÉCIFIQUE / OBJECTIFS
32 SA	Échographie T3 Croissance fœtale	Croissance fœtale Présentation LA, placenta, vitalité fœtale
33-37 SA 8e mois	7e CPN	Prévoir consultation d'anesthésie Prélèvement vaginal à la recherche de streptocoque B 2e détermination de groupe, RAI, bilan préopératoire
37 SA	Fin de la prématurité	
37-41 SA 9e mois	8e CPN	Établir le mode d'accouchement Donner des informations pratiques RDV de consultation à terme Vérifier l'intégralité du dossier
8 semaines après l'accouchement	Consultation postnatale	Obligatoire EC général + périnée + seins Prescription: • de la rééducation • de la contraception Vaccination contre la rubéole si sérologie négative

MODIFICATIONS PHYSIOLOGIQUES LIÉES À LA GROSSESSE

- Augmentation de poids maternel
- Modifications hématologiques:
  - augmentation du volume plasmatique
  - Hb normale: 105 g/L
  - thrombopénie en fin de grossesse
  - facteurs de coagulation qui augmentent et hausse du fibrinogène
- Modifications métaboliques:
  - augmentation des besoins énergétiques
  - glycosurie physiologique
- Modifications gastro-intestinales: nausées-vomissements au T1 puis constipation
- Modifications cardiovasculaires: augmentation du débit cardiaque, compression de la veine cave inférieure responsable de « choc postural »

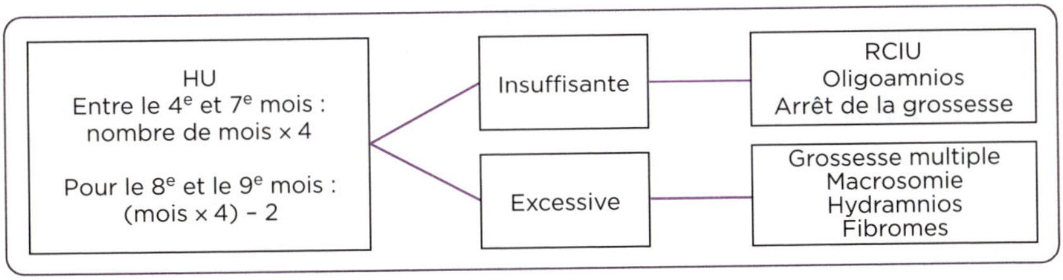

CAT en cas d'anomalies de la hauteur utérine

1er réflexe: penser à l'erreur de terme

DÉPISTAGE DE LA TRISOMIE 21

Épidémiologie
- Une grossesse sur 700
- Augmentation du risque avec l'âge maternel
- Risque de récurrence de 1 %

Mode de transmission
- 95 % = T21 libre et homogène
- 3 % = translocation robertsonienne
- 2 % = en mosaïque

Signes d'appel échographique
- Hygroma : clarté nucale (CN) ⩾ 3 mm (selon les critères de Hermann)
- Biométrie : fémur < – 1 DS ou pied / fémur ⩾ 1
- Anomalies morphologiques (taille des os propres du nez…)
- Malformation viscérale, cardiaque (CAV, CIA, CIV…), digestive (atrésie duodénale)

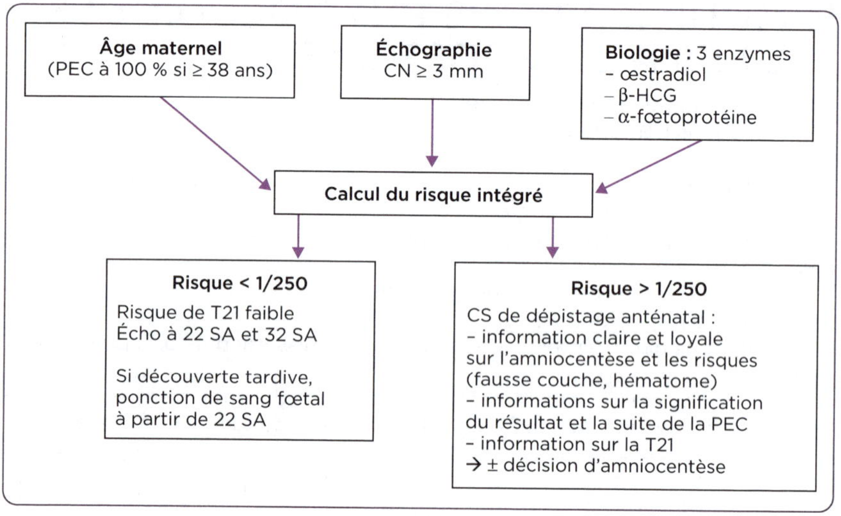

Stratégie classique de dépistage de la trisomie 21

Âge maternel

Échographie
Mesure de la clarté nucale

Biologie
- protéine plasmatique placentaire de type A (PAPP-A)
- fraction libre de la chaîne β-HCG (sous-unité β libre de l'HCG), dosée entre 11 SA et 13 + 6 j SA

→ **Calcul du risque intégré**

Risque < 1/250

Risque de T21 faible
Écho à 22 SA et 32 SA

Si découverte tardive, ponction de sang fœtal à partir de 22 SA

Risque > 1/250

CS de dépistage anténatal :
- information claire et loyale sur l'amniocentèse et les risques (fausse couche, hématome)
- informations sur la signification du résultat et la suite de la PEC
- information sur la T21

→ ± décision d'amniocentèse

Nouvelle stratégie de dépistage de la trisomie 21 dès le premier trimestre, selon le nouveau décret paru dans le JO n° 0512 du 3 juillet 2009

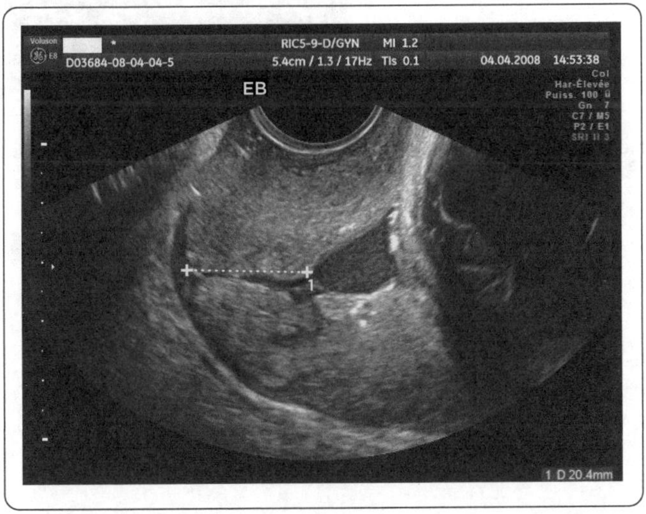

Échographie du col : col raccourci si inférieur à 25 mm

1) Périmètre crânien
2) Diamètre bipariétal

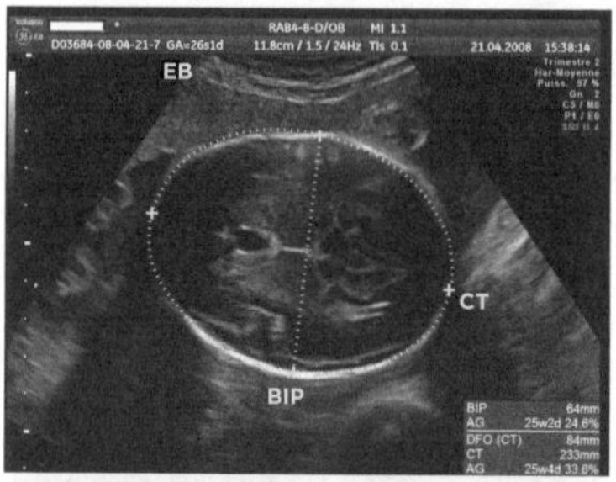

3) Périmètre abdominal

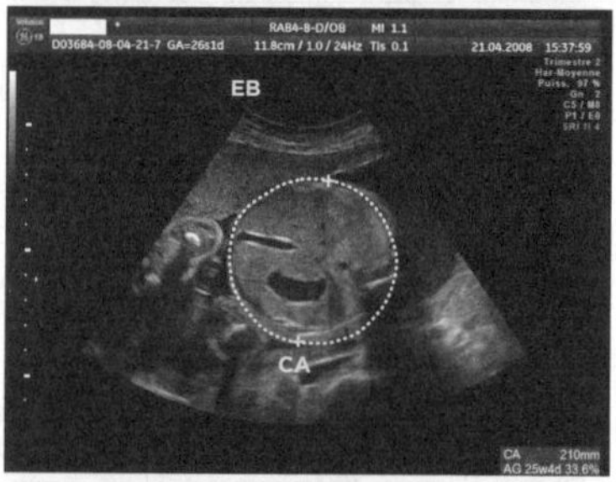

4) Fémur

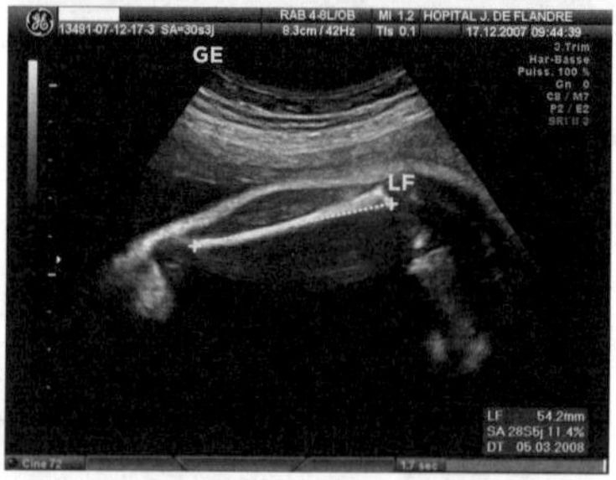

Échographie obstétricale : 4 mesures pour apprécier le poids fœtal : le périmètre crânien, le diamètre bipariétal, le périmètre abdominal et le fémur

17 Principales complications de la grossesse

Objectifs

- **Diagnostiquer et connaître les principes de prévention et de prise en charge des principales complications de la grossesse :** hémorragie génitale ; HTA gravidique ; prééclampsie ; menace d'accouchement prématuré ; diabète gestationnel
- **Argumenter les procédures diagnostiques et thérapeutiques devant une fièvre durant la grossesse**

Recommandations, consensus

- **Haute Autorité de Santé (2009) :** Prééclampsie (prise en charge multidisciplinaire des formes graves)
- **Haute Autorité de Santé (2003) :** Thrombophilie et grossesse – Prévention des risques thrombotiques maternels et placentaires
- **Haute Autorité de Santé (2001) :** Prévention anténatale du risque infectieux bactérien néonatal précoce
- **Collège national des gynécologues et obstétriciens français (2005) :** Allo-immunisation Rhésus D (prévention)
- **Collège national des gynécologues et obstétriciens français (2002) :** Accouchement prématuré à membranes intactes
- **Collège national des gynécologues et obstétriciens français (1999) :** Rupture prématurée des membranes
- **Collège national des gynécologues et obstétriciens français (1996) :** Diabète et grossesse

MÉTRORRAGIES PENDANT LA GROSSESSE

MÉTRORRAGIES DU 1er TRIMESTRE

Femme en âge de procréer + retard de règles + métrorragies (MTR) = GEU jusqu'à preuve du contraire

Étiologies

- **GEU**
- Grossesse intra-utérine évolutive +++ :
  - décollement trophoblaste
  - lyse d'un jumeau
  - menace de FCS
- Grossesse intra-utérine non évolutive = FCS +++, avortement provoqué
- Grossesse intra-utérine molaire : môle hydatiforme
- Cervicovaginal : cancer du col, cervicite, polype, lésion traumatique, perte du bouchon muqueux, causes infectieuses (endométrite)

Conduite à tenir

Interrogatoire

- ATCD (Distilbène (DES), pathologie tubaire, IST, tabac, DIU, malformations utérines)
- Aspect des hémorragies : abondance, couleur
- Présence de douleurs pelviennes et leurs caractères : médianes à type de contractions ou douleurs latéralisées
- **Groupe sanguin et Rhésus**

À l'examen

- Hémodynamique, état général
- Abdomen : souple ? indolore ?
- Examen au spéculum : aspect du col, abondance des MTR ?
- TV : perméabilité du col, taille de l'utérus, présence d'une masse latéro-utérine, douleur provoquée à la mobilisation utérine ou dans un cul-de-sac latéral ou le Douglas

Examens complémentaires

- **Dosage plasmatique du β-HCG** en cas de doute sur l'état de grossesse avec cinétique des 48 heures :
  - × 2 = grossesse évolutive
  - stable = GEU
  - ↓ = FCS
  - ↑↑↑ = grossesse molaire
- **Échographie pelvienne et par voie vaginale**
  - utérus vide ou contenant un sac ovulaire ?
  - si sac ovulaire intra-utérin : contours réguliers ? hématome ? embryon vivant ?
  - si utérus vide : masse latéro-utérine ? épanchement dans le Douglas ? dans le Morrison ?
- ± Bilan préopératoire, RAI, groupe sanguin et Rhésus

Signes cliniques et échograhiques des principales étiologies

	CLINIQUE	ÉCHOGRAPHIE
FCS	Hémorragies franches, de sang rouge, avec caillots et « débris » Douleurs pelviennes médianes, à type de contractions Col utérin mou, perméable	Sac ovulaire intra-utérin bien visible mais anormal Utérus vide

	CLINIQUE	ÉCHOGRAPHIE
GIU évolutive	Hémorragies isolées Souvent récidivantes	Sac ovulaire intra-utérin d'aspect conforme avec embryon vivant Hématome décidual fréquent
GEU	Facteurs de risque Hémorragies peu abondantes Douleurs pelviennes latéralisées Douleurs provoquées dans un cul-de-sac latéral, dans le Douglas ou à la mobilisation utérine	Utérus vide, anormal si β-HCG > 1 000/L Épanchement dans le Douglas Masse latéro-utérine

Prise en charge

- Dans tous les cas : **prévention de l'allo-immunisation** si Rhésus négatif
- GIU évolutive avec ± hématome décidual :
  - repos avec surveillance, risque de FCS
  - échographie d'évolutivité à 10-15 jours

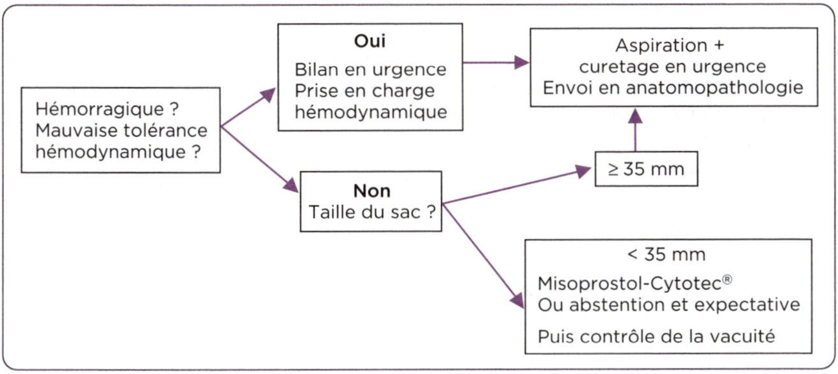

CAT devant une fausse couche spontanée (FCS)

- Attention si ⩾ 3 FCS à répétition ou fausse couche tardive → **bilan étiologique** :
  - hystéroscopie et test à la bougie : béance cervicale ?
  - bilan de thrombophilie et immunologique
  - génétique : caryotype parental

MÔLE HYDATIFORME

Histologie
- Dégénérescence tumorale kystique des villosités du trophoblaste
- L'œuf ne contient que des chromosomes paternels

Signes cliniques
- Signes sympathiques exacerbés, métrorragies ± abondantes
- TV : utérus anormalement volumineux pour le terme, mou

Bilan
- HCG très élevée (> 100 000 UI/L)
- Échographie : absence d'embryon, image caractéristique en « tempête de neige », ovaires augmentés de volume et polykystiques

Évolution
- Régression spontanée +++
- Môle invasive
- Choriocarcinome

PEC
- Aspiration endo-utérine avec examen anatomopathologie +++
- Surveillance de la décroissance de l'HCG jusqu'à négativation puis pendant 1 an
- Si réascension : chimiothérapie à envisager + bilan à la recherche de métastases
- Contraception efficace pendant 1 an après aspiration

→ MÉTRORRAGIES DU 2e TRIMESTRE

- Beaucoup plus rares mais de pronostic réservé
- **Hospitalisation** nécessaire pour réalisation d'un bilan et éventuelle PEC (après avoir éliminé une cause vaginocervicale)
- Étiologies :
  - FC tardive
  - MAP
  - placenta inséré bas
  - HRP
  - hématome décidual marginal
  - chorioamniotite

→ MÉTRORRAGIES DU 3e TRIMESTRE

Conduite de l'examen

Interrogatoire

- Histoire de la grossesse : hémorragies antérieures, HTA gravidique, ATCD obstétricaux
- Couleur, abondance et aspect des hémorragies
- Douleurs utérines permanentes ? contractions utérines ?

Apprécier le retentissement

- Maternel : pouls, pression artérielle, état général
- Fœtal : mouvements actifs, recherche des bruits du cœur

Examen physique

- Palpation utérine : souple ou de bois, HU, CU ?
- Spéculum : origine de la MTR, écoulement de LA ?
- Pas de TV si suspicion de placenta bas inséré
- BU : protéinurie ?

Examens complémentaires

- **Cardiotocographie :** RCF, CU
- **Échographie par voie abdominale et endovaginale en urgence**
  - placenta : insertion, décollement, HRP
  - fœtus : présentation, biométries, quantité de LA, score de Manning
- Bio : NFS, plaquettes, groupe, Rh, RAI, bilan d'hémostase, hépatique et rénal

Étiologies

- Indolore :
  - *placenta prævia* (placenta bas inséré) 30 % +++
  - hématome décidual marginal
  - hémorragie de Benckiser
- Douloureux :
  - hématome rétroplacentaire +++
  - rupture utérine
- Hémorragie cervicovaginale : vulvaire, vaginale ou cervicale
- Deux étiologies principales : HRP (*voir* infra *« Prééclampsie »*) ; *placenta prævia*

PLACENTA PRÆVIA

Définition

Placenta < 10 mm orifice interne du col

Facteurs de risque

- Multiparité
- Âge maternel avancé
- ATCD de *placenta prævia*
- ATCD de FC
- Grossesses multiples
- ATCD de césarienne
- ATCD d'endométrite
- Tabac

Diagnostic

- MTR T3, début brutal, sang rouge ± abondant
- Signe négatif : pas d'HTA et utérus souple, indolore
- **TV contre-indiqué** avant toute échographie (risque d'hémorragie cataclysmique)

Bilan

- **Bilan infectieux :** NFS, VS, CRP, PV, ECBU
- Test de Kleihauer pour évaluer la participation fœtale à l'hémorragie
- Échographie obstétricale et fœtale :
  - stade de Bessis :
    - 1 : bord placenta sur segment inférieur mais à distance de l'orifice interne (OI)
    - 2 : atteint l'OI
    - 3 : recouvre une partie de l'OI
    - 4 : recouvre la totalité de l'OI
  - élimine diagnostic différentiel : HRP, hydramnios
  - biométrie, morphologie
- Monitorage cardiotocographique

Complications

- Maternelles : hémorragie cataclysmique, hémorragie récidivante, choc, décès, carence martiale, risque thromboembolique

- Obstétricales : allo-immunisation, *placenta accreta*, RPM
- Fœtales : souffrance fœtale aiguë avec risque de MFIU, RCIU, accouchement prématuré, présentation dystocique, mortalité périnatale 5-6 %

Différences cliniques entre le *placenta prævia* et l'hématome rétroplacentaire

PLACENTA PRÆVIA	HÉMATOME RÉTROPLACENTAIRE
Hémorragie abondante, de sang rouge et coagulable, souvent récidivante (retentissement maternel selon l'abondance)	Contexte vasculaire
Contractions utérines	Hémorragie peu abondante, noirâtre, incoagulable
Utérus souple et indolore	Douleurs utérines brutales, permanentes
BDC fœtal bien audibles	Retentissement maternel sévère
	Contracture utérine permanente et douloureuse (ventre de bois)
	BDC inaudibles ou difficilement

Prise en charge

- **Hospitalisation** en niveau adapté en urgence
- Si Rh – : **gammaglobulines anti-D**
- HRP : *voir* infra : *« Prééclampsie » et « Complications maternelles sévères »*
- *Placenta prævia* : dépend de l'importance de l'hémorragie et du terme de la grossesse :
  - repos allongé strict
  - *placenta prævia* asymptomatique (écho) : surveillance
  - bonne tolérance fœtale et maternelle :
    - repos strict au lit
    - tocolyse
    - corticothérapie si < 34 SA
    - ± antibiothérapie
    - à distance, le mode d'accouchement dépend de la position du placenta : un placenta recouvrant exige une césarienne prophylactique ; un placenta non recouvrant peut autoriser, sous stricte surveillance, un accouchement vaginal
  - hémorragie abondante ou souffrance fœtale :
    - extraction fœtale en urgence
    - traitement choc maternel
  - suites de couches : prévention de la MTE systématique (risque élevé)

HTA ET GROSSESSE

→ FACTEURS DE RISQUE

- Génétique : ATCD familial
- Immunologique : primiparité, primipaternité, insémination avec don de sperme
- Physiologique : < 18 ans ou > 40 ans
- ATCD personnel : obésité, diabète insulinodépendant (DID), thrombophilie, maladie auto-immune, HTA et néphropathie chronique
- ATCD obstétricaux : éclampsie, prééclampsie, RCIU, MFIU, HRP
- Liés à la grossesse : multiple, intervalle long entre 2 grossesses, anomalies du fœtus

→ DÉFINITIONS

- **HTA = PAS ⩾ 140 mmHg et/ou PAD ⩾ 90 mmHg**
- Quatre types :
  - HTA chronique, préexistante avant la grossesse
  - HTA chronique avec prééclampsie surajoutée
  - HTA gravidique (après 20 SA)
  - Prééclampsie = HTA gravidique + protéinurie ⩾ 0,3 g/24 h

→ BILAN CHEZ UNE FEMME HYPERTENDUE

MATERNEL	FŒTAL
Protéinurie des 24 heures Ionogramme sanguin Uricémie Créatinémie NFS + plaquettes Bilan hépatique ECG et FO si HTA chronique	Échographie : • biométrie • volume du LA • Doppler : ombilical et utérin • Manning RCF

→ PRISE EN CHARGE

Mesures générales

- Repos physique et psychique au lit
- Pas de régime désodé car aggrave l'hypovolémie

Traitement médicamenteux

- Indications : PAS ⩾ 160 mmHg et/ou PAD ⩾ 110 mmHg
- Molécules :
  - indiquées : α-méthyldopa (Aldomet®), clonidine (Catapressan®), inhibiteurs calciques (nicardipine ou nifédipine), β-bloquants (labétalol = Trandate®)
  - contre-indiquées : IEC, ARA II, diurétiques

Surveillance

- Consignes de consultation si SF d'HTA (acouphènes, phosphènes...)
- PA + BU à la recherche de protéinurie × 2/semaine à domicile
- Surveillance rapprochée (CS + échographie) si HTA sévère

■ PRÉÉCLAMPSIE

→ DÉFINITION

HTA associée à une protéinurie ⩾ 0,3 g/24 h.

→ PHYSIOPATHOLOGIE

- HTA gravidique et prééclampsie (PE) = maladie du placenta
- Résultante d'une ischémie placentaire suite à un conflit entre le tissu trophoblastique et le myomètre maternel

→ MARQUEURS PRÉDICTIFS

- Avant la grossesse :
  - ATCD obstétricaux de pathologie vasculaire placentaire
  - ATCD personnel de maladie auto-immune, de thrombophilie et de maladie vasculorénale
- Pendant la grossesse :
  - PA élevée ou limite dès le début de la grossesse
  - marqueurs biologiques de la trisomie 21 : élévation de l'HCG et de l'α-fœto-protéine
  - Doppler utérins pathologiques

→ SIGNES CLINIQUES

- Œdèmes d'apparition récente ou rapidement aggravés
- Prise de poids récente et brutale

CRITÈRES DE GRAVITÉ

- **Signes fonctionnels d'HTA**
- **Barre épigastrique**
- **Réflexe ostéotendineux (ROT) vifs et/ou polycinétiques et/ou diffusés**
- **Oligurie avec diurèse < 500 mL/j**
- **PAS ⩾ 160 mmHg et/ou PAD ⩾ 110**
- **Protéinurie ⩾ 5 g/24 h**
- **Syndrome HELLP**

→ COMPLICATIONS MATERNELLES SÉVÈRES

Syndrome HELLP

- Définition :
  - thrombopénie < 100 000/mm^3
  - cytolyse hépatique (ASAT ⩾ 2 N)
  - hémolyse intravasculaire (schizocytes +, LDH > 600 UI, haptoglobine effondrée, bilirubine totale > 12 mg/L)
- Physiopathologie : ischémie viscérale secondaire à la microangiopathie et à la lésion endothéliale
- SC : nausées, vomissements, **barre épigastrique** (complication = hématome sous-capsulaire du foie), urines couleur porto
- Diagnostic différentiel : stéatose gravidique aiguë, hépatite aiguë, cholestase gravidique
- Deux complications majeures : **CIVD et hématome sous-capsulaire du foie**
- PEC : extraction fœtale dans les 48 heures au maximum

Hématome rétroplacentaire

- Facteurs de risque :
  - contexte d'HTA
  - tabac, cocaïne
  - obstétrical : multiparité, RPM, grossesses gémellaires, dépassement de terme

- Physiopathologie : hématome sous la plaque basale du placenta interrompant la circulation fœtomaternelle et responsable de troubles hémodynamiques et hémostatiques
- Signes cliniques :
  - **début brutal** : « coup de tonnerre dans un ciel serein »
  - douleur intense, permanente, utérine, irradiant dans les lombes
  - palpation : **utérus dur, douloureux, sans relâchement, dit « de bois »**
  - MTR peu abondantes, noirâtres
  - PA élevée → rechercher une protéinurie à la BU
- Échographie : ne doit pas retarder la PEC :
  - activité cardiaque fœtale
  - cupule anéchogène au niveau de la plaque basale du placenta
- PEC : **césarienne** en urgence sous AG avec PEC des anomalies de la coagulation maternelle

Éclampsie

- Définition : état convulsif à répétition suivi d'un état comateux
- SC précurseurs :
  - céphalées frontales, somnolence, vertiges
  - troubles visuels
  - ROT vifs et polycinétiques, clonies des extrémités
- **Crise = tonicoclonique généralisée** suivie d'une phase d'hébétude
- Diagnostic différentiel : crise d'épilepsie, AVC, TP cérébrale, autres causes de coma
- PEC : extrême urgence :
  - extraction fœtale quel que soit le terme par césarienne sous AG
  - PEC réanimatoire de la mère *(voir item 235 « épilepsie de l'enfant et de l'adulte »)* avec prévention de la récidive par du sulfate de Mg^{2+}

Autres complications

- Rénales : syndrome néphrotique, nécrose tubulaire aiguë par hypovolémie
- Pulmonaires : OAP
- Hémostase : CIVD

→ COMPLICATIONS FŒTALES

- RCIU
- Prématurité induite (complications maternelles, stagnation de croissance)
- MFIU
- Mort néonatale précoce

→ PRISE EN CHARGE : MULTIDISCIPLINAIRE (OBSTÉTRICIEN, SAGE-FEMME, ANESTHÉSISTE-RÉANIMATEUR, NÉPHROLOGUE)

- Mêmes principes que pour l'HTA gravidique
- Repos
- Traitement antihypertenseur
- Corticothérapie prénatale dès 24-26 SA
- Transfert *in utero* si PE sévère vers un centre adapté au terme
- Sulfate de magnésium en prévention primaire à discuter (sous surveillance médicalisée)

- Traitement obstétrical :
  - césarienne si signes de gravité ou complications
  - déclenchement du travail (terme selon la gravité)
- *Post-partum* immédiat : période à risque +++ (durant la 1re semaine) → surveillance rapprochée, traitement adapté

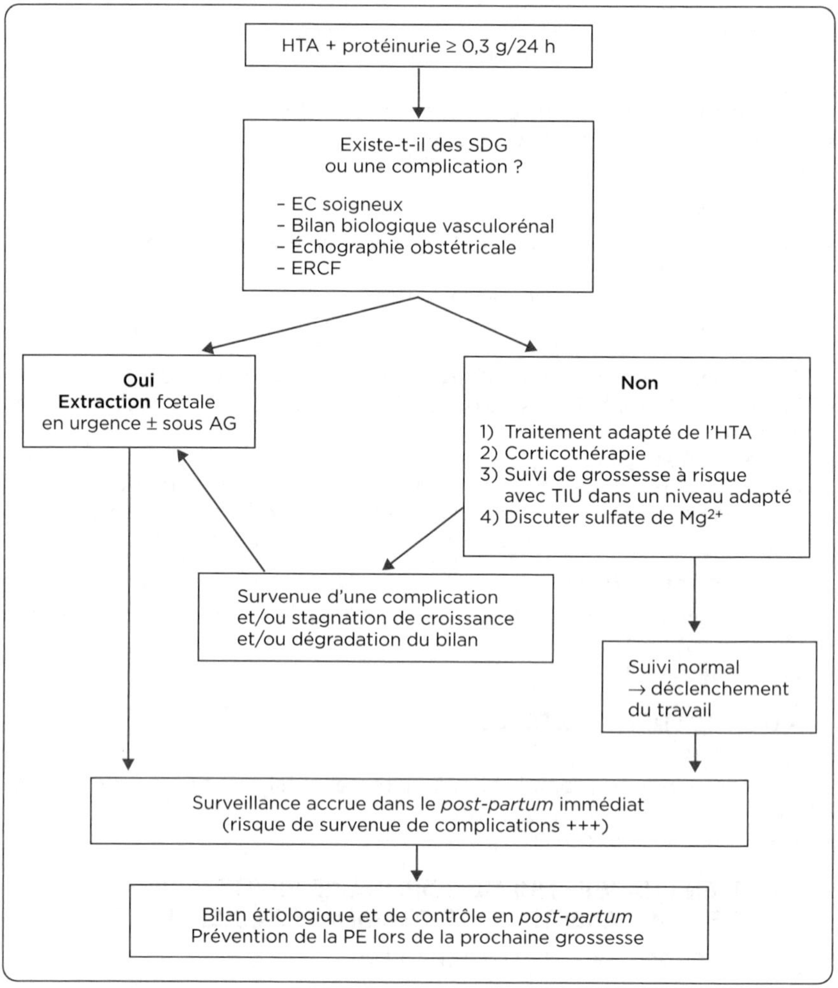

CAT devant une prééclampsie

→ BILAN EN *POST-PARTUM*

- Examen clinique : PA +++
- Bilan de contrôle de normalisation :
  - NFS, plaquettes, bilan d'hémostase et bilan hépatique
  - bilan rénal : protéinurie, ECBU, ionogramme sanguin et urinaire, urée, créatinémie ± échographie rénale
- Bilan étiologique :
  - bilan de thrombophilie ± bilan de lupus
  - GAJ pour rechercher une insulinorésistance
- Attention : risque à long terme de développer une HTA chronique

→ PRÉVENTION DE LA PRÉÉCLAMPSIE

- Aspirine pour la prochaine grossesse du début de la grossesse → 34 SA révolues
- Supplémentation calcique et arrêt du tabac

MENACE D'ACCOUCHEMENT PRÉMATURÉ

→ DÉFINITION

Contractions utérines ressenties associées à une modification du col entre 22 et 37 SA

→ FACTEURS DE RISQUE

- ATCD maternels :
  - ATCD d'accouchement prématuré
  - intervalle court entre 2 grossesses ($\leqslant$ 12 mois)
  - menace d'avortement au 1er trimestre
  - IVG
  - ATCD de conisation
- Facteurs socio-économiques et environnementaux
  - origine ethnique (noir)
  - faible prise de poids pendant la grossesse
  - âge ($\leqslant$ 18 ans ou $\geqslant$ 35 ans)
  - situation sociale défavorisée, stress et facteurs psychosociaux
  - usage de drogues, tabac

→ ÉTIOLOGIES

- Maternelles :
  - causes générales :
    - **infections +++** : urinaires, cervicovaginales, chorioamniotite, systémique
    - anémie maternelle
    - diabète gestationnel
    - traumatisme abdominal accidentel

- causes locales :
  - malformations utérines
  - utérus DES (Distilbène)
  - béance cervico-isthmique
  - volumineux fibrome endocavitaire
- Ovulaires :
  - fœtales : surdistension ovulaire
    - grossesses multiples
    - hydramnios
  - œuf : RPM, chorioamniotite, *placenta prævia*
- Idiopathiques : 40 %

→ CONDUITE DE L'EXAMEN

Interrogatoire

- Âge gestationnel
- Caractère de ces contractions : ressenties, fréquence, régularité, mode évolutif
- SF associés : rupture des membranes, hémorragies
- Recherche d'un facteur déclenchant : fièvre, SFU...
- FDR

Examen physique

- SG : température, pression artérielle, pouls, BU
- Examen obstétrical :
  - hauteur utérine
  - spéculum : poche des eaux bombante, métrorragies ± test de détection de la RPM
  - TV : longueur et dilatation du col

Examens paracliniques

- À visée diagnostique :
  - **cardiotocographe** : fréquence et intensité des CU, RCF
  - **échographie endovaginale** : longueur du col (⩽ 25 mm)
- À visée étiologique :
  - échographie : biométries fœtales, quantité de liquide amniotique, bien-être fœtal (Manning)
  - bilan infectieux : NFS, CRP, PV, ECBU
  - ± bilan préthérapeutique : K+, ECG, glycémie

▸▸ ....

Signes de gravité : ATCD d'accouchement prématuré, jeune âge gestationnel, grossesse gémellaire, contractions ne cédant pas à la tocolyse, col ouvert > 3 cm et/ou raccourci ⩽ 15 mm

→ PRISE EN CHARGE THÉRAPEUTIQUE

- **Hospitalisation**
- **Transfert *in utero***
- Repos au lit strict +++
- **Tocolyse**

TOCOLYTIQUES	VOIE	EFFETS SECONDAIRES	CONTRE-INDICATIONS
Inhibiteurs calciques	PO ou IV	Hypo-TA, céphalées, rash, OMI	Hypo-TA, cardiopathies
Bêta-mimétiques	IV ou suppositoires	Cardiopathies, dyspnée, OAP, tachycardie	Cardiopathies, diabète insuliné, grossesse multiple
Inhibiteurs de l'ocytocine	IV	Céphalées, vertiges, rash, fièvre	Prix...

▶▶ ....
Attention, 3 contre-indications absolues à la tocolyse : chorioamniotite ; *placenta prævia* hémorragique ; souffrance fœtale aiguë

- **Traitement de la cause :** repos, arrêt de travail, assistance sociale...
- **Corticothérapie prénatale**
- Autres : consultation avec néonatalogiste + anesthésiste, prévention de la MTE...
- Surveillance +++ :
  - de l'efficacité : CU, modifications cervicales
  - de la tolérance maternelle : pouls, PA, dyspnée, tremblements
  - du bien-être fœtal : RCF, MAF

→ MESURES PRÉVENTIVES POUR UNE PROCHAINE GROSSESSE

- Traitement de toute infection (notamment de la vaginose bactérienne)
- Recherche de malformation utérine
- Cerclage à 15 SA si béance cervicale
- Conseils : repos, limitation des longs trajets, aide ménagère, amélioration des conditions de travail
- Sevrage tabagique

RUPTURE PRÉMATURÉE DES MEMBRANES

Définition

Rupture survenant avant le début du travail.

Diagnostic

- Écoulement à l'interrogatoire et au spéculum
- Manœuvre de Tarnier : refoulement de la tête fœtale entraîne écoulement de LA
- Si diagnostic positif : éviter TV et recherche chorioamniotite

Examens complémentaires

- Diagnostic positif : Prom-Test® (IgF BF1) ou test à la Di Amine Oxydase (DAO)
- Bilan infectieux : NFS, CRP, PV, ECBU, examen bactériologique du LA

Complications

- Chorioamniotite
- Infections périnatales
- Prématurité selon âge gestationnel
- Décollement placentaire

Étiologies

Idem MAP.

Traitement

- Avant 34 SA :

- hospitalisation dans une maternité de niveau 2/3 selon terme, repos strict au lit +++, toilettes vulvaires stériles
- corticothérapie +++
- Antibiotique de courte durée à discuter
- si signes de chorioamniotite : extraction fœtale en urgence
- Après 34 SA : risque moindre, pas de déclenchement avant 37 SA

DIABÈTE

▶▶·······

Attention, diabète + grossesse = PEC multidisciplinaire car grossesse « à risque » ; contre-indication aux β-2-mimétiques pour la tocolyse ; hospitalisation pour cure de corticothérapie car risque de décompensation

→ PHYSIOPATHOLOGIE

- Au 1er trimestre : nette augmentation de la sensibilité à l'insuline
- Puis aux 2e et 3e trimestres, développement d'une insulinorésistance liée au milieu hormonal
- Hyperinsulinisme du fœtus (macrosomie)
- Augmentation de la production hépatique de glucose

▶▶·······

Pendant la grossesse, glycosurie à 1 croix (↓ seuil réabsorption rénale de glucose)

→ DIABÈTE GESTATIONNEL

Définition

Trouble de la tolérance glucidique entraînant une hyperglycémie débutante ou diagnostiquée pendant la grossesse.

Facteurs de risque

- Obésité
- ATCD de diabète chez un parent
- ATCD d'intolérance au glucose
- Macrosomie, MFIU inexpliquée lors d'une précédente grossesse
- Glycosurie actuelle
- Âge ⩾ 40 ans, ethnie (Afrique du Nord, Antilles...)

Dépistage

Qui dépister et quand ?

- Femmes à risque :
  - dès la 1re CS : glycémie à jeun
  - test de O'Sullivan entre 24 et 28 SA
  - GAJ à 32 SA si test –
- Pour toutes les femmes : test de O'Sullivan entre 24 et 28 SA

Deux méthodes non consensuelles

- OMS :

- glycémie à jeun ⩾ 0,95 g/L
- Glc ⩾ 1,40 g/L 2 h après 75 g de glucose *per os*

- **Test de O'Sullivan**

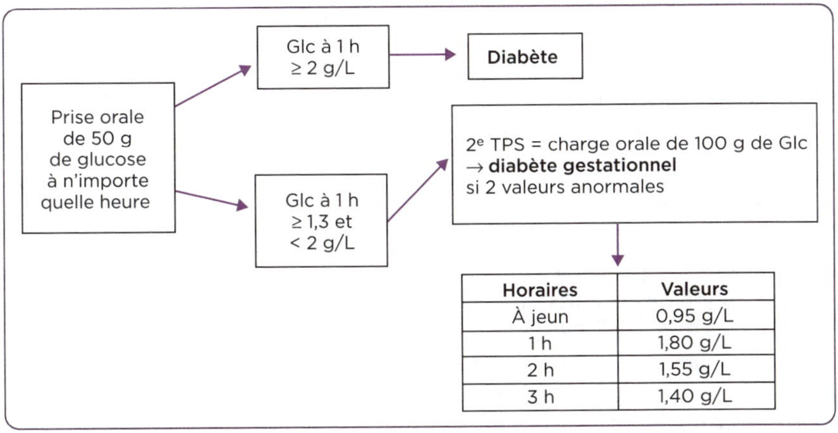

Test de O'Sullivan

Complications du diabète gestationnel

MÈRE	FŒTUS
HTA Infections urinaires Infections vulvovaginales MAP Césariennes À long terme : diabète insulinodépendant	Pas de malformation MFIU Macrosomie → traumatisme obstétrical → séquelles (plexus brachial...) Hydramnios Hypoglycémie néonatale Hypocalcémie À long terme : obésité, diabète

Prise en charge

À mettre en place rapidement, multidisciplinaire

Prise en charge endocrinienne

- CS diabétologue + diététicienne
- **Objectifs :** à jeun < 0,95 g/L (5,3 mmol/L) *et* 2 h postprandiale <1,20 g/L
- **Éducation thérapeutique**
- 1er temps = règles hygiénodiététiques (RHD) seules :
  - régime équilibré, pauvre en sucres purs, normocalorique 1 800 kcal/j (grossesse)
  - fractionner les repas : 3 repas + 3 collations
  - activité physique régulière en dehors de contre-indications obstétricales
- Réévaluation à J8 : si objectif non atteint = **insulinothérapie + RHD**
- Surveillance :
  - autosurveillance glycémique quotidienne (au moins 4/j)

- recherche de cétonurie si Glc ⩾ 2 g/L
- CS / 15 j en diabétologie

Prise en charge obstétricale

- Diabète équilibré : suivi normal
- Diabète mal équilibré : suivi régulier en hôpital de jour :
  - maternelles : HTA, poids, BU
  - fœtus : croissance, quantité de LA
- Voie d'accouchement :
  - diabète équilibré : pas de particularité
  - si poids estimé ⩾ 4 500 g ou périmètre abdominal fœtal ⩾ 380 mm → césarienne
  - diabète déséquilibré : déclenchement à 38-39 SA

Prise en charge néonatale

- Surveillance glycémique +++
- Alimentation dès la naissance
- Si macrosomie : NFS, calcémie, bilirubine

Prise en charge en post-partum

- Arrêt de l'insuline et surveillance des glycémies
- Conseiller l'allaitement
- 3 à 6 mois en PP : test de dépistage
- Contraception par OP non contre-indiquée si Glc normal

→ DIABÈTE ANTÉRIEUR À LA GROSSESSE

- 1er trimestre : hypoglycémies fréquentes
- À partir de 17-20 SA : ↑ besoins en insuline
- Après accouchement : diviser les doses par 2

Programmer la grossesse

- Contraception efficace
- Équilibre nécessaire 2 à 3 mois avant la grossesse
- **Arrêt des antidiabétiques oraux,** commencer une insulinothérapie optimisée
- **Bilan des complications :**
  - évaluation équilibre glycémique : glycémie à jeun, postprandiale, HbA1c
  - FO, si anomalies : angiographie (risque aggravation)
  - rénal : ECBU, créatinine, protéinurie sur 24 h, microalbuminurie sur 24 h
  - ECG : si anormal = CI

Complications

Fœtales et obstétricales

- Fausses couches spontanées
- Malformations congénitales (RR = 2-3) :
  - cardiaques : hypertrophie du septum, persistance du canal artériel, CIV
  - SNC : anencéphalie, spina bifida, hydrocéphalie
  - rénale : agénésie
  - digestive : atrésie intestinale
- Poids : macrosomie ou, au contraire, hypotrophie si anomalies vasculaires maternelles

- Hydramnios
- Accouchement prématuré
- MFIU surtout après 38 SA
- Souffrance fœtale aiguë
- À la naissance : détresse respiratoire (MMH), hypoglycémie et hypocalcémie
- À long terme : diabète, obésité

Maternelles

- HTA avec risque de toxémie gravidique
- Rétinopathie aggravée
- Néphropathie +++ avec risque de RCIU, d'accouchement prématuré et de toxémie gravidique
- Infection urinaire
- Toute coronaropathie contre-indique la grossesse

Prise en charge pendant la grossesse

Même PEC que le diabète gestationnel avec quelques particularités :

- adaptation de la dose d'insuline selon le terme (moindre au départ puis besoins qui augmentent)
- **éducation** pour éviter toute décompensation
- surveillance obstétricale rapprochée en HDJ : échographie de croissance/ 15 j, enregistrement du rythme cardiaque (ERCF) hebdomadaires puis pluri-hebdomadaires en fin de grossesse
- accouchement en maternité de niveau II ou III
- déclenchement entre 37 et 38 SA

HYPERTHERMIE CHEZ LA FEMME ENCEINTE

→ CONDUITE À TENIR

Penser à la listériose.

→ DEUX ÉTIOLOGIES IMPORTANTES

Listériose

- Interrogatoire : consommation de produits frais, contage
- Signes cliniques :
  - syndrome pseudogrippal (difficile à différencier des symptômes d'H1N1...)
  - troubles digestifs
  - infection urinaire
  - syndrome méningé
- Diagnostic positif : ECBU et hémocultures à la recherche de *Listeria monocytogenes*
- Complications : **accouchement prématuré, MFIU**

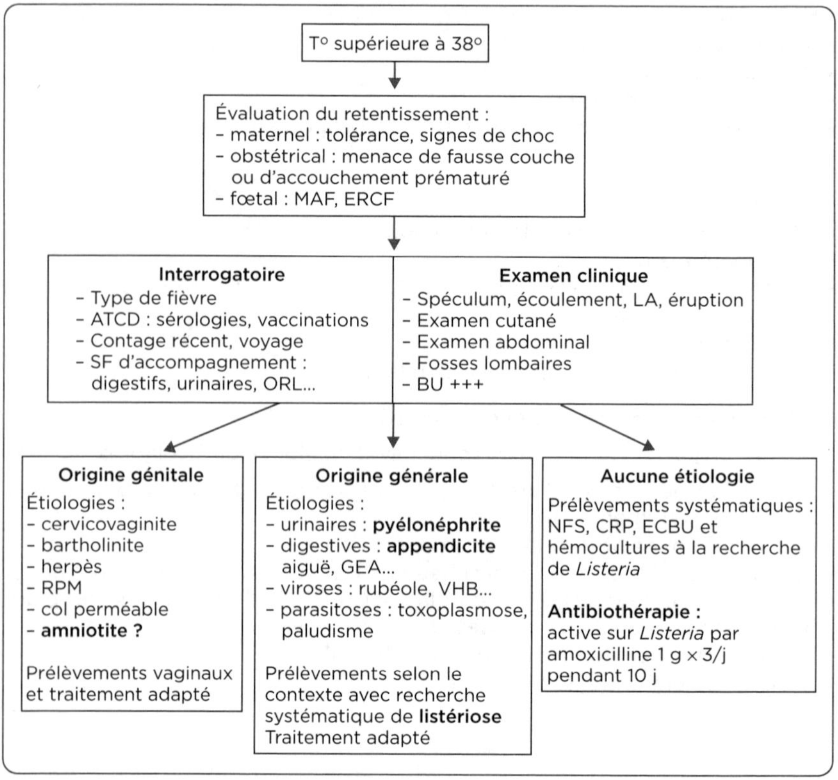

CAT en cas d'hyperthermie chez la femme enceinte

Amniotite

- **CI absolue à la tocolyse**
- Physiopathologie : ensemencement le plus souvent par voie ascendante (infections génitales, RPM, col perméable)
- Diagnostic :
  - SF : fièvre et tachycardie maternelle
  - SC : utérus douloureux
  - ERCF :
    - tachycardie fœtale
    - CU régulières et douloureuses
  - biologique : hyperleucocytose maternelle
- PEC :
  - hospitalisation
  - prélèvements infectieux
  - corticothérapie si terme inférieur à 34 SA
  - antibiothérapie en urgence
  - hydratation IV + antipyrétiques IV
  - extraction fœtale si souffrance fœtale

ALLO-IMMUNISATION FŒTOMATERNELLE

PHYSIOPATHOLOGIE

Trois mécanismes de l'allo-immunisation :

- fœtomaternelle :
  - Ac anti-D contre globules rouges (GR) fœtaux
  - passage GR fœtaux dans circulation maternelle
  - mère Rh - : pas Ag D sur GR donc synthèse allo-Ac anti-RhD
  - conséquences :
    - fœtus : anémie puis anasarque puis décès
    - à la naissance : anémie, ictère, décès
- transfusion antérieure
- dans le système ABO responsable d'un ictère néonatal

CIRCONSTANCES DE SURVENUE

- Toute MTR lors de la grossesse : IVG, IMG, FCS, GEU...
- Tout prélèvement invasif : amniocentèse...
- Tout traumatisme abdominal ou chute
- Toute intervention chirurgicale : cerclage...

Prévention par injection d'immunoglobulines anti-D si femme Rh - dans chacune de ces circonstances

DÉPISTAGE

Toute femme enceinte doit avoir une carte de groupe complète.

FEMME	CONTRÔLE DES RAI	ACTIONS
Rh +	3e, 8e et 9e mois	
Rh + polytransfusée	2e, 6e, 8e et 9e mois + à l'accouchement	
Rh -	6e, 8e, 9e mois et à l'accouchement	Information sur l'immunisation anti-D Groupe du conjoint à documenter Réaliser un génotype fœtal sur sang maternel si possible **Injection prophylactique** entre 26 et 28 SA d'Ig anti-D si le procréateur ou le fœtus est Rh +

CONDUITE À TENIR CHEZ UNE FEMME IMMUNISÉE

- Phénotypage du père et de l'enfant
- Surveillance de l'intensité de l'hémolyse fœtale :
  - titrage et dosage pondéral des anticorps ± amniocentèse
  - échographie : anasarque, pic de vitesse de l'artère systolique moyenne
  - RCF : tachycardie, rythme sinusoïdal
- PEC : transfusion *in utero*, exsanguinotransfusion, accouchement prématuré

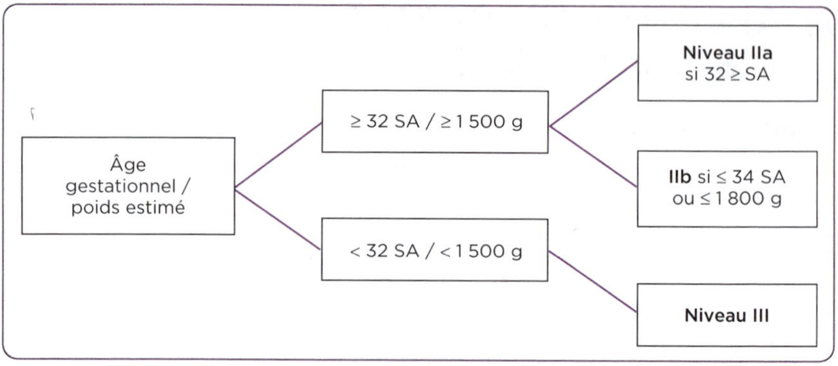

Niveaux des maternités pour le transfert *in utero*

CORTICOTHÉRAPIE PRÉNATALE

- Déroulement : cure de bétaméthasone (Célestène Chronodose®) : 2 injections IM à 24 h d'intervalle
- Bénéfices attendus :
  - réduction de 40 % de la mortalité néonatale
  - réduction de 50 % de la maladie des membranes hyalines
  - réduction des hémorragies intraventriculaires cérébrales néonatales
  - réduction des entérocolites ulcéronécrosantes
- Terme de réalisation :
  - le début des corticoïdes dépend de l'âge gestationnel à partir duquel l'équipe de néonatalogie prend en charge les grands prématurés (24-26 SA ?)
  - bénéfice jusqu'à 34 SA révolues mais cure réalisable au-delà (jusqu'à 35 SA +6 j)
- Deux cures sont réalisables à 15 jours d'intervalle

18

Grossesse extra-utérine

Objectifs

- **Diagnostiquer une grossesse extra-utérine**
- **Identifier les situations d'urgence et planifier leur prise en charge**

Recommandations, consensus

- **Collège national des gynécologues et obstétriciens français (2003) :** Grossesse extra-utérine

PHYSIOPATHOLOGIE, ÉVOLUTION NATURELLE

- Causes du retard de la nidation :
  - retard de la captation par pavillon
  - arrêt ou ralentissement dans la migration (trouble du péristaltisme tubaire)
- Localisation :
  - grossesse tubaire (95 %) : ampullaire (75 %), isthmique (20 %)
  - autres plus rares : abdominale (1,3 %), ovarienne (2,3 %), cervicale (1,4 %) surtout si fibrome, ATCD de curetage ou de césarienne
- Évolution naturelle :
  - régression spontanée
  - ouverture des vaisseaux de la paroi tubaire = **hématosalpinx**
  - vascularisation tubaire insuffisante = limite de développement de l'œuf (expliquant la cinétique des β-HCG) = décollement de la caduque → rupture/fissuration dans la trompe ou avortement tubo-abdominal

FACTEURS DE RISQUE

- **FDR de lésion tubaire :**
  - ATCD d'IST, de salpingite, d'endométrite
  - ATCD de GEU
  - ATCD de chirurgie tubaire ou pelvienne
  - endométriose, tuberculose tubaire
  - compression extrinsèque (ADP)
- **Tabac**
- DIU
- ATCD obstétricaux : IVG, FCS
- Âge maternel élevé
- AMP
- Médicaments : pilule microprogestative, inducteurs d'ovulation

DIAGNOSTIC CLINIQUE

Triade clinique, chez une femme jeune en âge de procréer :
- retard de règles
- métrorragies sépia
- douleurs pelviennes hypogastriques basses, volontiers unilatérales

→ INTERROGATOIRE

- Recherche de la triade
- Recherche de FDR
- **Groupe sanguin, Rhésus**
- Lipothymies, douleur à l'épaule (signe d'hémopéritoine)

→ EXAMEN PHYSIQUE

- **Recherche de signes de gravités +++ :**
  - hémodynamique : TA, FC
  - signes de choc
  - abdomen chirurgical
- Arguments en faveur du diagnostic :
  - palpation abdominale : sensibilité unilatérale
  - spéculum : saignements d'origine endo-utérine
  - TV :
    - utérus moins volumineux que ne le voudrait le terme
    - sensibilité d'un cul-de-sac vaginal ou masse latéro-utérine (MLU)
    - empâtement du cul-de-sac de Douglas

BILAN COMPLÉMENTAIRE

Deux examens principaux : β-HCG et échographie.

DOSAGE QUANTITATIF DES β-HCG

Stagnation de la cinétique sur 48 heures (dans le même laboratoire).

ÉCHOGRAPHIE PELVIENNE PAR VOIE ABDOMINALE ET ENDOVAGINALE

- Signe négatif : sac ovulaire intra-utérin
- Signes positifs directs : image annexielle :
  - sac gestationnel
  - hématosalpinx
- Signes indirects :
  - vacuité utérine surtout si β-HCG ⩾ 1 500 UI/L
  - épanchement : Douglas, loge de Morrison
  - endomètre épais, gravide

BILAN BIOLOGIQUE

- Groupe sanguin, Rhésus, RAI
- ± Bilan préopératoire : NFS, plaquettes, bilan d'hémostase
- ± Bilan préméthotrexate : bilan hépatique, bilan rénal, ionogramme sanguin

Attention, si doute diagnostique = cœlioscopie

COMPLICATIONS

COURT TERME	LONG TERME
Rupture cataclysmique	Récidive homolatérale ou controlatérale +++
Choc hémorragique	Stérilité tubaire
Décès	Adhérence pelvienne
Complications liées au traitement	Allo-immunisation Rh

CONDUITE À TENIR THÉRAPEUTIQUE

Principes :

- traiter la GEU
- préserver la fertilité
- limiter le risque de récidive
- prévenir l'allo-immunisation si Rhésus – par l'injection de gammaglobulines

GROSSESSE EXTRA-UTÉRINE ROMPUE : URGENCE VITALE

- Mise en condition avec PEC réanimatoire
- Bilan préopératoire
- CS d'anesthésie
- Chirurgie en urgence : cœlioscopie ou laparotomie +++

→ GROSSESSE EXTRA-UTÉRINE NON ROMPUE

Trois options thérapeutiques *(voir figure* infra):

- abstention thérapeutique
- méthotrexate:
  - antimitotique bloquant le développement du trophoblaste
  - dose de 1 mg/kg par voie générale ou *in situ*
  - effets secondaires
  - échec (20 %)
  - surveillance de la décroissance des β-HCG ± échographie
- chirurgie: attention, prévenir le risque de salpingectomie:
  - 2 méthodes: cœlioscopie +++ et laparotomie
  - 2 options:
    - traitement conservateur (salpingotomie): césarienne tubaire → incision de la trompe par électrocoagulation, GEU extraite par aspiration puis lavage de la cavité péritonéale
    - traitement radical (salpingectomie)

■ PRISE EN CHARGE (PEC) POST-THÉRAPEUTIQUE

- Surveillance de la décroissance du taux de β-HCG jusqu'à négativation
- Avenir obstétrical: 30 % de stérilité, 70 % de GIU, 15 à 30 % auront une 2e GEU
- Contraception efficace: au moins 6 mois si MTX

▶▶·······
Objectif = bloquer l'ovulation donc pas de DIU ni de microprogestatif

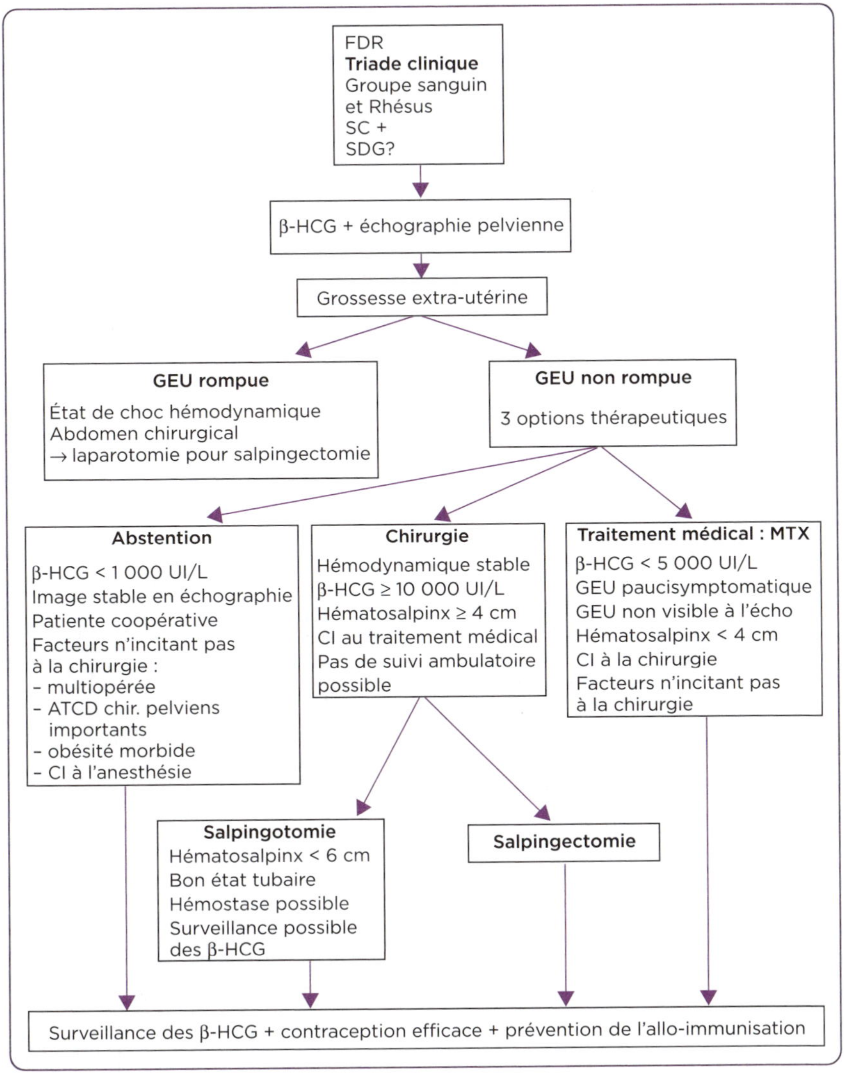

PEC post-thérapeutique

19 Troubles psychiques de la grossesse et du *post-partum*

Objectifs

- **Dépister les facteurs de risque prédisposant à un trouble psychique de la grossesse ou du *post-partum***
- **Reconnaître les signes précoces d'un trouble psychique en période anténatale et postnatale**

FACTEURS DE RISQUE DE TROUBLES PSYCHIQUES

- ATCD :
  - psychiatriques personnels (troubles de l'humeur, troubles psy lors de la dernière grossesse…) ou familiaux
  - à risque pour le fœtus ou la grossesse (maladie héréditaire, diabète, HTA…)
  - obstétricaux pathologiques : MFIU, handicap, IMG…
- Grossesse actuelle :
  - socio-économique :
    - séparation de la famille
    - parent isolé
    - personnalité immature
    - toxicomanie
    - situation de conflit conjugal
  - obstétrical :
    - grossesse non désirée, non suivie
    - grossesse multiple
    - découverte de malformations
    - grossesse pathologique
- Après la naissance :
  - séparation mère-enfant (nouveau-né transféré)
  - accouchement difficile
  - absence d'allaitement

TROUBLES PSYCHIQUES DE LA GROSSESSE

- Non spécifiques d'une pathologie psychiatrique :
  - 1er trimestre : irritabilité, labilité de l'humeur, troubles du comportemant alimentaire (TCA)
  - T3 : anxiété, insomnies
- Dépression anténatale (10 à 20 %)
- Épisodes délirants aigus rares même si ATCD
- Troubles anxieux (25 %) surtout si ATCD et toxicomanie ajoutée
- Déni de grossesse (0,3 %) avec prise de conscience tardive et brutale

TROUBLES DU *POST-PARTUM*

→ *BABY BLUES* OU SYNDROME DU 3e JOUR

- Fréquent +++
- **Maximum entre le 3e et le 5e jour**
- Signes : anxiété, irritabilité, labilité émotionnelle, dysphorie, troubles du sommeil associés à une asthénie et à des plaintes somatiques
- Évolution :
  - de 24 heures à 5 jours au maximum
  - au-delà, on rentre dans le cadre d'une dépression du PP
- PEC : réassurance, accompagnement chaleureux par l'équipe soignante, pas de médicament
- Surveillance car peut être la porte d'entrée à une dépression du PP

→ DÉPRESSIONS DU *POST-PARTUM*

- Touche 10 à 20 % des femmes → objectif = dépistage des FDR
- Dès la 1re semaine du PP, nadir entre 4 et 6 semaines
- Signes habituels centrés autour de l'enfant mais sans danger pour lui
- Évolution :
  - résolution spontanée entre 3 et 6 mois
  - récurrences
  - troubles des interactions mère-enfant
  - tentative de suicide
- PEC :
  - psychologique : soutien, écoute, réassurance
  - médicamenteuse : antidépresseurs tricycliques à discuter
  - sociale : PMI
  - ± hospitalisation en unité mère-enfant si sévère

→ PSYCHOSE PUERPÉRALE CONFUSODÉLIRANTE

- **Début : 1re à la 6e semaine**
- Tableau :
  - FDR : primiparité, troubles antérieurs de la personnalité (schizoïde...), situation économique défavorable, grossesse non préparée, accouchement difficile, patiente immature

  - **délire** : polymorphe, hallucinations avec thèmes liés à l'enfant (négation maternité, sentiment de non-appartenance, conviction que son enfant a été changé...)
  - **syndrome confusionnel**
- **Risque suicidaire et/ou infanticide +++**
- **Diagnostic différentiel** :
  - thrombophlébite cérébrale +++
  - rétention placentaire, causes infectieuses diverses
  - autres pathologies psychiatriques
- **Évolution** :
  - favorable (80 %)
  - risque de récidive lors de grossesses ultérieures
  - maladie maniacodépressive ou schizophrénie (20 %)
- **PEC** :
  - hospitalisation en urgence en psychiatrie, ± HDT, ± HO
  - séparation initiale mère-enfant avec réintroduction secondaire, au mieux au sein d'une unité mère-enfant
  - TDM cérébrale pour **éliminer une cause organique**
  - **CI allaitement +++**
  - thérapie :
    - chimiothérapie : neuroleptiques antiproductifs (Haldol®) et sédatifs (Tercian®)
    - sismothérapie en cas d'échec ou si urgence
    - psychothérapie de soutien axée sur la relation mère-enfant
    - soutien et information du mari
  - double PEC mère et enfant : mesures psychothérapiques et éducatives
  - prévention des récidives :
    - respecter un délai avant d'avoir un autre enfant
    - hospitalisation systématique dans une unité mère-enfant lors de la prochaine grossesse
  - surveillance tolérance et efficacité : FC, PA, vigilance, hydratation, T°, syndrome délirant, troubles du comportement

20 Prévention des risques fœtaux : infection, médicaments, toxiques, irradiation

Objectifs

- **Expliquer les éléments de prévention vis-à-vis des infections à risque fœtal**
- **Préciser les particularités de la pharmacocinétique des médicaments chez la femme enceinte et les risques des médicaments durant la grossesse**
- **Donner une information sur les risques liés au tabagisme, à l'alcool, à la prise de médicaments ou de drogues, à l'irradiation maternelle pour la mère et le fœtus**

Recommandations, consensus

- **Haute Autorité de Santé (2004) :** Grossesse et tabac

PRÉVENTION DES INFECTIONS

→ TOXOPLASMOSE

- Parasite : *Toxoplasma gondii*
- Épidémiologie :
  - séroprévalence : 44 %
  - séroconversion pendant la grossesse : 1,5 % des séronégatives
- Contamination : viande crue, crudités ou fruits souillés, déjections de chat
- Risque fœtal :
  - manifestations d'autant plus sévères que le terme est précoce
  - mais le risque de transmission augmente avec le terme
  - si atteinte durant la première partie de la grossesse :
    - mort *in utero*
    - avortement
    - fœtopathie : hydrocéphalie, calcifications intracrâniennes, choriorétinite
  - si atteinte tardive : pauci ou asymptomatique
- Diagnostic positif :
  - SC maternels :
    - asymptomatiques dans 80 % des cas
    - polyadénopathies, signes généraux : T°, douleurs musculaires...

- sérologies :
  - signe d'exposition antérieure : IgG positif à taux faible
  - signe d'infection : doublement des IgM et des IgA, IgG à taux élevé
- **diagnostic prénatal (dépistage anténatal : DAN) si séroconversion.** Deux aspects majeurs :
  - recherche d'ADN toxoplasmique dans le liquide amniotique : amniocentèse à partir de 16-18 SA, au moins 4 semaines après l'infection
  - échographie morphologique : atteinte cérébrale +++ → IRM
- PEC : *voir figure* infra
- À la naissance :
  - NN : EC + FO + échographie cérébrale + radio du crâne + PL
  - placentoculture
  - sérologie cordon, enfant et mère :
    - si – : arrêt du traitement mais surveillance
    - si + : traitement pendant 1 an
- **Prévention :**
  - alimentation : viandes cuites et fruits/légumes bien lavés
  - éviter le contact avec les chats et les excréments
  - surveillance mensuelle de la sérologie de la toxoplasmose

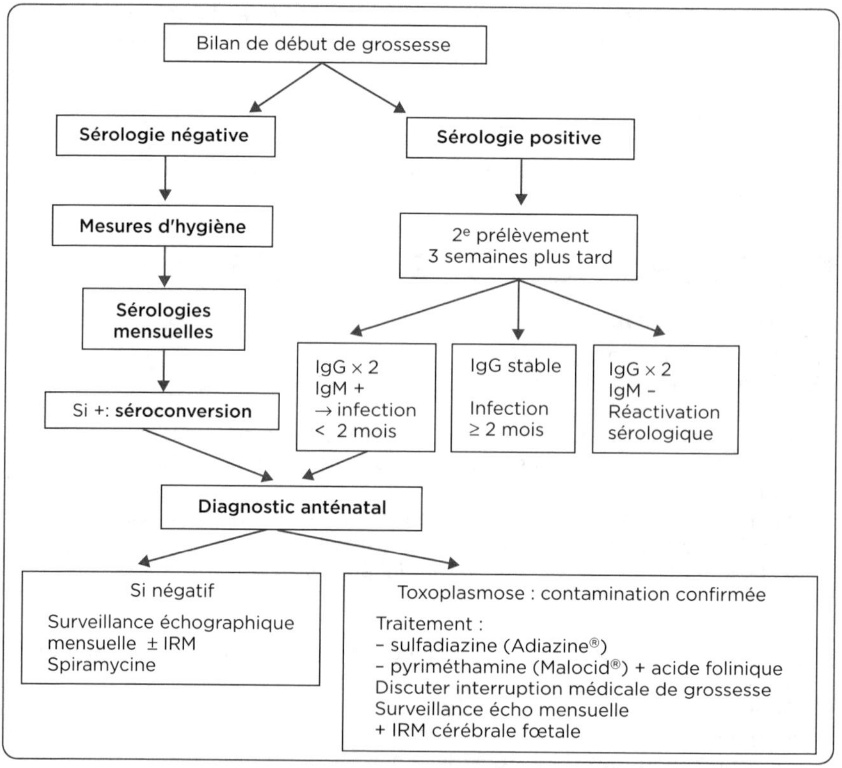

PEC de la toxoplasmose

→ RUBÉOLE

- Virus : *Togaviridae rubivirus*
- Incidence : cas rare de rubéole congénitale (0 en 2006)
- Risques liés à la rubéole :
  - transmission : risque très élevé au T1 puis diminue pour remonter au T3
  - **malformation : risque maximal au T1**, puis quasi nul après 18 SA
- Atteintes :
  - embryopathie :
    - œil : cataracte, microphtalmie
    - cœur : persistance du canal artériel, sténose de l'artère pulmonaire
    - oreille : surdité par atteinte de la cochlée et de l'organe de Corti
  - fœtopathie :
    - hépatite avec ictère
    - pneumopathie interstitielle
    - bandes claires métaphysaires à la radio des os longs
    - purpura thrombopénique
    - cérébrale : microcéphalie, calcification intracrânienne
    - RCIU
- CAT pour le dépistage et la PEC : *voir* infra
- **Prévention :**
  - vaccination des jeunes filles
  - vaccination en *post-partum* immédiat si sérologie négative durant la grossesse
  - attention, si femme en âge de procréer : β-HCG + contraception efficace avant de vacciner

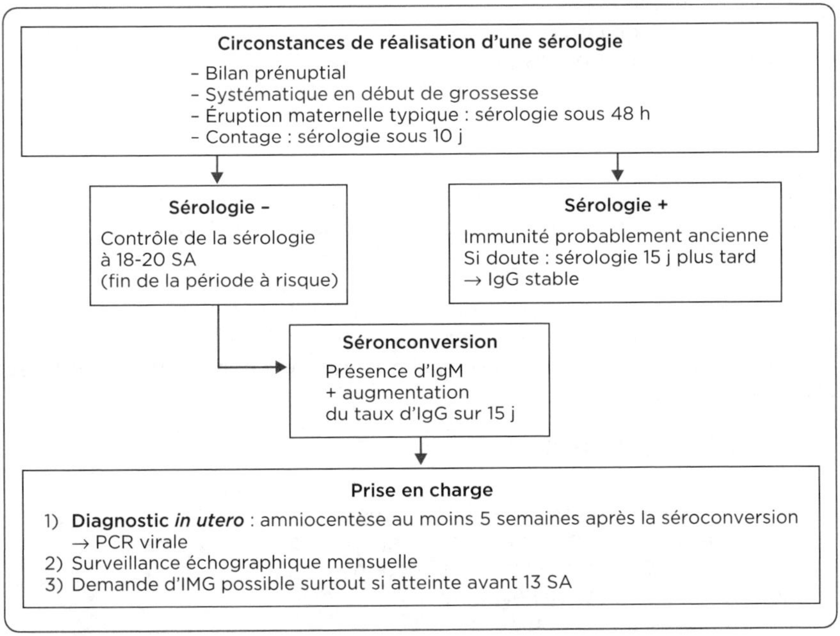

Dépistage de la rubéole

→ HÉPATITES VIRALES

Hépatite B

- Transmission maternofœtale (TMF) : **en période périnatale +++** et aussi en postnatale lors de l'allaitement et par contact salivaire
- Pas d'embryofœtopathie
- Si atteinte du nouveau-né : portage chronique dans 90 % des cas avec risque de cirrhose (20 %) et CHC (15 %) à l'adolescence
- **Dépistage obligatoire de l'AgHBs au 6ᵉ mois**
- CAT si + :
  - bilan hépatique complet
  - sérologie complète de l'hépatite B + recherche de réplication virale
  - sérologie VHC + VHD + VIH si accord de la patiente
  - bilan de l'entourage
- **Prévention de la TMF :**
  - voie d'accouchement : pas de césarienne prophylactique
  - à la naissance :
    - sérothérapie immédiate
    - vaccination : 1ʳᵉ injection puis rappels à 1, 2 et 12 mois
    - toilette antiseptique
    - recherche AgHBs à J15
  - allaitement non contre-indiqué

Hépatite C

- Séroprévalence : 1 à 2 %
- Dépistage non obligatoire
- Demander, si situation à risque :
  - ATCD de transfusion sanguine
  - toxicomanie IV
  - VIH + ou VHB +
  - originaire de zone endémique
- Taux de transmission varie selon la charge virale et si coïnfection par VIH
- Risque pour le fœtus = transmission périnatale (pas de fœtopathie)
- Si Ac anti-VHC + :
  - préciser la charge virale
  - rechercher des coïnfections, notamment le VIH
  - si charge élevée, discuter un traitement par interféron
- Pas de césarienne prophylactique, simple désinfection cutanéomuqueuse
- Allaitement autorisé

→ CYTOMÉGALOVIRUS (CMV)

- Épidémiologie :
  - 40 % des femmes ne sont pas immunisées
  - 2 % de celles-ci feront une primo-infection durant la grossesse
- Circonstances de découverte de l'infection :
  - tableau clinique maternel évocateur
  - signes d'appel échographiques
  - réalisation (déconseillée) d'une sérologie systématique

- Atteinte fœtale :
  - sévère = **maladie des inclusions cytomégaliques** :
    - RCIU
    - microcéphalie
    - hépatosplénomégalie
    - thrombopénie
    - choriorétinite
    - anémie
    - calcifications intracérébrales
  - mineure ou modérée : surdité partielle, séquelles neurologiques
- Diagnostic positif :
  - sérologique : cinétique des IgG et IgM, test d'avidité des IgG
  - échographie : signes d'appel
  - amniocentèse : recherche du virus par PCR à partir de la 22e SA
  - nouveau né :
    - virus dans les urines, le sang ou le LCR
    - FO, échographie transfontanellaire et PEA à la 5e semaine de vie
- PEC : **IMG discuté selon le niveau d'atteinte**

→ INFECTION À HERPÈS

- Épidémiologie :
  - herpès néonatal : 3 NN/100 000
  - HSV 2 = 70 %, HSV 1 = 30 %
- Transmission :
  - *in utero* : par voie hématogène placentaire
  - **accouchement +++** par contact avec les sécrétions cervicovaginales : risque plus élevé si RPM ⩾ 6 h, primo-infections dans le mois avant l'accouchement
- Atteintes :
  - fœtales : avortement, accouchement prématuré, HRP
  - nouveau-né : 2 types :
    - maladie herpétique : au 5e-10e jour de vie, exanthème vésiculeux, HSMG, convulsions... Pronostic sombre
    - méningoencéphalite herpétique
- Diagnostic virologique : sérologie à 10 jours d'intervalle, culture virale, PCR, cytodiagnostic de Tzanck
- CAT (*voir item 84*) : traitement = antiviraux (AV) : aciclovir ou valaciclovir

Prise en charge d'une grossesse avec herpès congénital

SITUATION	TRAITEMENT	MODE DE DÉLIVRANCE
Primo-infection (PI)	→ Dernier mois : AV jusqu'à l'accouchement → Avant le dernier mois : AV 10 jours puis en continu à partir de 36 SA	→ Lésions présentes durant le travail : césarienne → Pas de lésions : • PI ⩾ 1mois ou < 1 mois et traitée : voie basse autorisée • PI < 1 mois non traitée : césarienne

SITUATION	TRAITEMENT	MODE DE DÉLIVRANCE
Récurrence pendant la grossesse	AV pendant 5 jours	→ Lésions présentes durant le travail : césarienne → Pas de lésion : récurrence : • ⩾ 7 jours : voie basse • < 7 jours : césarienne
ATCD d'herpès génital	Pas de traitement	Examen avant l'entrée en salle de naissance

→ VIRUS DE L'IMMUNODÉFICIENCE HUMAINE (VIH)

- Épidémiologie :
  - 1 500 naissances/an d'enfants de mère séropositive (soit 2/1 000 naissances)
  - 1/3 des femmes découvrent leur séropositivité durant la grossesse
  - taux de transmission mère-enfant (TME) : 20-25 % sans PEC, 1 % si bon suivi
- **Facteurs de risque de TME :**
  - maternels :
    - charge virale (CV) élevée
    - CD4 bas
    - stade sida
  - viraux : VIH 1
  - fœtaux :
    - génétique (HLA, CCR5)
    - sexe féminin
    - hypotrophie
  - placentaire : chorioamniotite bactérienne ou parasitaire
  - obstétricaux :
    - RPM
    - prématurité
    - MST, infection génitale
    - gestes invasifs
    - voie basse
  - allaitement maternel :
    - état maternel : CV, CD4, sida
    - CV élevée dans le lait
    - mastite
- Moyens de prévention :
  - réduire la CV maternelle plasmatique et génitale : ARV chez la mère
  - diminuer l'exposition en fin de grossesse et pendant le travail : ARV à l'accouchement, césarienne programmée
  - réaliser une prophylaxie postexposition :
    - fœtus : passage transplacentaire des ARV
    - nouveau-né : ARV
  - supprimer l'exposition postnatale : allaitement artificiel

- **PEC : multidisciplinaire :**
  - femme déjà traitée :
    - poursuite du traitement en adaptant les molécules : en général association de 2 inhibiteurs nucléosidiques de la reverse transcriptase (NUC) et d'un inhibiteur de protéase boosté (IP/r)
    - plus de fenêtre thérapeutique au 1er trimestre mais adapter le traitement le moins tératogène
  - femme non traitée :
    - nécessitant un traitement pour elle-même : mêmes indications que pour la population générale (< 350 CD4/mm3 ou symptômes cliniques)
    - sans indication : molécules : 2 NUC (AZT + TC) et un IP (Kaletra®) à débuter à la fin du 2e trimestre (au plus tard à 28 semaines) ou dès le début du 2e trimestre si CV élevée ou FDR d'accouchement prématuré
- **Voie d'accouchement :**
  - césarienne programmée à 38 SA si CV > 400 copies/mL ou FDR d'accouchement prématuré
  - sinon voie basse autorisée (rupture de la poche des eaux le plus tard possible)
- *Post-partum* :
  - pas d'allaitement
  - NN :
    - AZT pendant 4 à 6 semaines
    - sérologie ininterprétable jusqu'au 18e mois (Ac maternels)

→ VARICELLE

- Épidémiologie : 98 % des femmes sont immunisées → survenue rare
- Transmission maternofœtale :
  - avant 20 SA : risque de transmission d'environ 5 % responsable de :
    - cicatrices cutanées
    - RCIU
    - choriorétinite
    - parésie ou hypoplasie d'un membre
    - lésions multiviscérales
  - après 20 SA : risque de zona dans la 1re année de vie
  - si éruption maternelle entre 5 jours avant et 2 jours après la naissance = risque de varicelle néonatale : bronchopneumopathie, ulcérations digestives, méningoencéphalite
- Diagnostic :
  - maternel = clinique +++ et absence d'ATCD dans l'enfance
  - fœtal :
    - amniocentèse : recherche du virus dans le LA
    - échographie +++ : mensuelle à la recherche d'anomalies
- CAT :
  - survenue à terme : tocolyse pour gagner 5 jours + traitement par aciclovir
  - avant 20 SA : si la femme est non immunisée

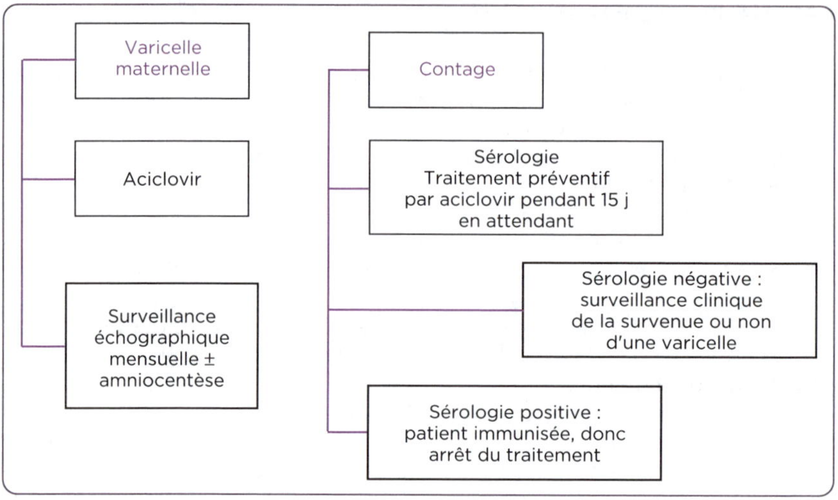

CAT devant une varicelle

→ SYPHILIS

- **Dépistage obligatoire durant le début de la grossesse**
- 2e sérologie au 3e trimestre si FDR de contamination
- TMF : +++ si syphilis maternelle primaire
- Atteinte fœtale :
  - mort *in utero*, fausses couches tardives
  - syphilis congénitale (possible qu'après 16 SA) : lésions cutanéomuqueuses avec pemphigus palmoplantaire et syphilides, hépatomégalie, atteinte méningée et lésions osseuses
- Diagnostic :
  - clinique : tableau évocateur maternel (chancre, éruptions cutanées)
  - échographique : hypotrophie, oligoamnios, microcéphalie...
  - bactériologique : tréponème au microscope sur prélèvement de sérosité
  - sérologique :

TPHA	VDRL	INTERPRÉTATION
-	-	Pas de syphilis, sauf contamination récente → FTA-Abs si doute
+	+	Syphilis
-	+	Réaction faussement positive (grossesse, virose...)
+	-	Cicatrice sérologique ou syphilis débutante

- Traitement :
  - antibiothérapie : Extencilline® 2,4 MUI IM à répéter 1 semaine plus tard
  - **prévention de la réaction d'Herxheimer** : corticoïdes 0,5 mg/kg
  - PEC du partenaire
- Surveillance :
  - VDRL : 3 mois, 6 mois, 1 et 2 ans plus tard
  - nouveau-né : examen clinique ± bilan si signes d'appel

LISTÉRIOSE

Voir « Hyperthermie et grossesse » item 17.

STREPTOCOQUE DU GROUPE B

- **Dépistage systématique idéalement entre 34 et 38 SA**
- Prévalence en France : 10-15 %, asymptomatique
- Risque du portage : chorioamniotites, infections maternofœtales (IMF), endométrites du *post-partum*
- **Antibioprophylaxie *per-partum*** du portage à SGB par pénicilline G (ou amoxicilline) recommandée en *per-partum*, > 37 SA si :
  - diagnostic de portage de SGB
  - bactériurie à SGB au cours de la grossesse
  - ATCD d'infection néonatale à SGB

▶▶ ....
L'antibioprophylaxie per-partum des IMF est recommandée en l'absence de prélèvement vaginal de dépistage du SGB si un des facteurs de risque suivants est présent : accouchement avant 37 SA, durée de rupture des membranes ⩾ 12 heures, T° maternelle ⩾ 38 °C au cours du travail

INFECTIONS URINAIRES

- Épidémiologie : pathologie fréquente +++
- Physiopathologie : facteurs favorisants pendant la grossesse :
  - stase dans l'arbre urinaire
  - état d'immunodépression
  - anomalie urologique antérieure révélée
- Diagnostic positif :
  - clinique : SFU = pollakiurie, brûlure mictionnelle, urines troubles
  - BU : leucocyturie, nitriturie, protéinurie
  - ECBU +++ : examen clé :
    - leucocyturie ⩾ $10^4/mm^3$
    - bactériurie ⩾ $10^5/mm^3$
- Conséquences de l'infection urinaire :
  - maternelles :
    - bactériurie asymptomatique ou cystite évoluant vers une pyélonéphrite aiguë
    - destruction rénale
    - choc septique
  - fœtales :
    - accouchement prématuré
    - RCIU
    - risque de bactériémie néonatale
    - mort *in utero*
- Deux tableaux : bactériurie asymptomatique ou cystite et pyélonéphrite aiguë
- Bactériurie asymptomatique ou cystite :
  - clinique : asymptomatique ou SFU
  - bilan : BU + ECBU systématique

- PEC :
  - traitement antibiotique systématique : amoxicilline 1 g × 3/j pendant 7 jours à adapter à l'antibiogramme
  - ECBU de contrôle 48 h après la fin du traitement
  - puis ECBU mensuel jusqu'à l'accouchement
- Pyélonéphrite aiguë :
  - clinique : début brutal d'un syndrome fébrile (39°, frissons) avec ses SFU et une douleur lombaire irradiant sur le trajet de l'uretère
  - bilan :
    - maternel : infectieux : **ECBU et hémocultures** (avec recherche de *Listeria* devant tout syndrome fébrile) ; NFS, CRP ± ionogramme sanguin et créatinémie ; **échographie rénale**
    - fœtal : ERCF si ⩾ 26 SA : RCF et CU +++ ; échographie : bien-être (Manning), biométries
  - PEC :
    - **hospitalisation en urgence**
    - VVP, réhydratation IV
    - antalgiques, antipyrétiques
    - **antibiothérapie** : simple, parentérale 48 h, synergique, adaptée secondairement à l'antibiogramme ; C3G (ceftriaxone 1 g/24 h) ; ± aminoglycoside 48 h si gravité du tableau ; relais *per os* pendant 3 semaines
    - ± **PEC d'une MAP associée**
    - surveillance +++ : maternofœtale ; bactériologique : ECBU 48 h après le début du traitement et 48 h après la fin, puis mensuel
- Prévention : **bonne hydratation et hygiène**
- Bilan postaccouchement :
  - ECBU à 1-2 mois en *post-partum*
  - proposer une échographie ± une IUV à 3 mois en *post-partum*

PHARMACOCINÉTIQUE ET RISQUES LIÉS AUX MÉDICAMENTS

→ MODIFICATIONS PHARMACOCINÉTIQUES

- Résorption digestive aléatoire
- Modification du volume de distribution
- Élimination des médicaments diminuée durant la grossesse
- Passage placentaire le plus souvent bidirectionnel et passif par simple diffusion
- Toutes ces modifications varient selon le terme de la grossesse

→ RISQUE FŒTAL

- Avant l'implantation : loi du tout ou rien
- Période embryonnaire : risque de malformations
- Après le 3ᵉ mois : altérations fœtopathiques, de structures préexistantes, anomalies histologiques et/ou fonctionnelles
- Risque néonatal : syndrome de sevrage...

→ TROIS SITUATIONS DIFFÉRENTES POSSIBLES LORS DE LA GROSSESSE

- 1/ démarche préventive : évaluer la balance bénéfice/risque du traitement sans sous-traiter la mère
- 2/ démarche prospective : la patiente a pris un traitement sans savoir qu'elle était enceinte → évaluer le risque pour l'enfant (pas d'ITG systématique)
- 3/ démarche rétrospective : rechercher un possible lien entre une atteinte de l'enfant et une exposition *in utero*

→ RISQUES LIÉS AUX MÉDICAMENTS

PSYCHIATRIE	
Lithium	Malformations cardiaques → échocardiographie fœtale spécialisée
Neuroleptiques	Risque = néonatal avec survenue d'un syndrome extrapyramidal et une imprégnation atropinique (tachycardie, retard à l'émission du méconium, rétention d'urine)
Antidépresseurs	Préférer les inhibiteurs de la recapture de la sérotonine aux tricycliques Risque de détresse respiratoire néonatale
Benzodiazépines	Néonatal : pauses respiratoires, hypotonie, difficulté de succion Syndrome de sevrage
ANTIBIOTIQUES CONTRE-INDIQUÉS	
Tétracyclines	Coloration des dents
Aminosides	Ototoxicité
Quinolones	Atteintes articulaires et tendineuses
Sulfamides	Hémolyse, ictère nucléaire
CARDIOLOGIE	
AVK	T1 : risque d'embryofœtopathie = anomalies osseuses + dysmorphie faciale T3 : atteinte cérébrale (microcéphalie, hydrocéphalie)
IEC / ARA2 / diurétiques	Retentissement sur la diurèse fœtale → insuffisance rénale, oligoamnios
Bêta-bloquants	Néonatal : hypoglycémie, bradycardie, voire insuffisance cardiaque
NEUROLOGIE	
Antiépileptiques	Risque de malformation x 2-3 → supplémentation folique, adaptation du traitement (préférer le Lamictal®)
Inducteurs enzymatiques	Phénobarbital/phénytoïne/carbamazépine Risque de syndrome hémorragique précoce par atteinte du métabolisme des vitamines K et D
Valproate de sodium (Dépakine®)	Anomalie de fermeture du tube neural (2 %) Modification de l'hémostase maternelle → supplémentation +++
DERMATOLOGIE	
Isotrétinoïne (Roaccutane®)	Effet tératogène majeur → test de grossesse négatif avant la prescription et contraception efficace obligatoire au moins 1 mois avant le début du traitement et poursuivie 1 mois après
Acitrétine (Soriatane®)	Effet tératogène majeur avec atteinte polyviscérale Contraception efficace obligatoire au moins 1 mois avant le début du traitement et poursuivie 2 ans après

AUTRES	
AINS	À éviter durant la grossesse et contre-indiqués au 3e trimestre Fermeture prématurée du canal artériel HTAP Insuffisance rénale fœtale avec oligoanurie et oligoamnios

→ RISQUES LIÉS AUX VACCINS

Vaccins contre-indiqués = vaccins vivants atténués :

- BCG
- rubéole
- ROR
- fièvre jaune
- varicelle

■ DONNER UNE INFORMATION SUR LES RISQUES LIÉS AU TABAGISME, À L'ALCOOL, À LA PRISE DE MÉDICAMENTS OU DE DROGUES, À L'IRRADIATION MATERNELLE POUR LA MÈRE ET LE FŒTUS

→ ALCOOL ET GROSSESSE

Conséquences

La principale complication est le **syndrome d'alcoolisme fœtal (SAF)** :

- incidence plus élevée : nord de la France (2 à 4/1 000), Bretagne et Alsace
- association de :

RCIU	Harmonieux
DYSMORPHIE CRANIOFACIALE	Ensellure nasale prononcée, nez court en trompette Philtrum allongé et convexe Menton petit, étroit, effacé par un rétrognatisme Front bas, bombé, étroit et parfois hirsute Arcades sourcilières aplaties, fentes palpébrales rétrécies Fentes oculaires étroites, présence d'un épicanthus et d'un hypertélorisme Oreilles basses et décollées avec un bord supérieur horizontal
MALFORMATIONS CONGÉNITALES	Cardiopathies (CIA et CIV) +++ Anomalies du système nerveux (spina bifida, hydrocéphalie, méningocèles, agénésie du corps calleux) Anomalies du squelette Autres malformations (angiomes cutanés, fentes labiopalatines)

ENFANT	Atteintes neurocomportementales ou ARND *(Alcohol-Related Neurodevelopmental Disorder)* Troubles de la motricité fine, du tonus, de la coordination Acquisition retardée de la lecture, du langage, de l'écriture Enfants agités, euphoriques, irritables, agressifs Débilité mentale en relation directe avec l'imprégnation alcoolique au cours de la grossesse

Évaluation du risque fœtal

- Variables corrélées au risque d'atteinte :
  - dose ingérée
  - terme et durée d'exposition
  - façon de boire
  - ancienneté de l'alcoolisme = facteur aggravant
- Une femme ayant déjà un enfant atteint de SAF a 100 % de risque de récurrence pour ses enfants suivants si elle continue à boire

Prévention

- Primaire :
  - campagnes d'information
  - sevrage avant la grossesse
  - option 0 alcool durant la grossesse
- Secondaire :
  - interrogatoire + EC maternel
  - signes d'appel échographiques
  - PEC si alcoolisme maternel : cures ambulatoires, soutien familial, foyers
  - thérapeutiques, hospitalisations, consultations rapprochées
- Tertiaire : dépistage de la survenue de handicap chez les enfants exposés *in utero*

→ TABAC ET GROSSESSE

- **Une femme enceinte sur 4 fume !**
- Atteinte dépendante de la dose
- Importance du **sevrage** pendant la grossesse et en *post-partum* +++
- Risques liés à la grossesse :

TROUBLES DE LA FERTILITÉ	Diminution +++ de la fécondité
1er TRIMESTRE DE GROSSESSE	GEU par atteinte de la mobilité tubaire (RR = 2) FCS (RR = 1,5) Malformation fœtale : très discutée
2e ET 3e TRIMESTRES	RPM (RR = 3) Accouchement prématuré (RR = 2) RCIU par hypoxémie fœtale et diminution du débit sanguin placentaire Placenta : • *prævia* : RR x 2 • HRP : RR x 2 MFIU
NÉONATALS	Mort subite du nourrisson (MSN) : RR x 2 Allaitement : goût prononcé du lait, diminution de la production du lait Augmentation du risque d'asthme et d'infections pulmonaires

- Sevrage :
  - idéal = avant la conception
  - évaluation de la motivation (test HAD) et de la dépendance (test de Fagerström)
  - évaluation du contexte psychologique, de l'environnement familial et professionnel, des addictions associées
  - PEC globale associant un soutien psychologique, un traitement nicotinique substitutif (TNS) et des thérapies cognitivocomportementales
  - prévention des rechutes notamment en *post-partum*

→ TOXICOMANIE ET GROSSESSE

	RISQUE OBSTÉTRICAL	RISQUE NÉONATAL
Opiacés **Héroïne** **Méthadone**	FCS RCIU Accouchement prématuré par CU lors des syndromes de manque MFIU Mortalité périnatale augmentée	Syndrome de sevrage : • respiratoire : tachypnée, apnée • neurologique : convulsions, troubles du comportement • digestif : diarrhée
Cocaïne **Crack**	FCS Prééclampsie HRP Malformations RCIU Accouchement prématuré	Neurologique : convulsions, séquelles Syndrome de manque Risque augmenté de MSN, d'entérocolite ulcéronécrosante Passage dans le lait maternel
Cannabis	RCIU Prématurité	Troubles du comportement Leucémie non lymphoblastique

PEC : suivi souvent difficile avec absence des patientes lors des CPN. Il est donc utile de mettre en place un suivi multidisciplinaire : obstétricien, sage-femme, protection materno-infantile (PMI)…

- soutien psychosocial : rôle de la protection maternelle et infantile
- traitement de substitution, aide au sevrage
- prévention des complications infectieuses liées au matériel d'injection

→ IRRADIATION ET GROSSESSE

Risque

- Le risque varie selon l'âge gestationnel :
  - 0 à 10 jours postconceptionnels : loi du « tout ou rien »
  - 4 à 10 SA : période d'organogenèse → possible malformation grave
  - ⩾ 10 SA : pas de risque de malformation
- Le risque varie selon la dose reçue :
  - calcul de la « dose gonade » : dose reçue par les gonades maternelles
  - si ⩾ 200 cGy : demande d'IMG recevable
  - si < 100 cGy : pas de risque
  - entre 100 et 200 cGy : risque faible mais évaluation en diagnostic prénatal

CAT en cas d'irradiation accidentelle en début de grossesse

- Préciser l'âge gestationnel
- Calculer la dose délivrée (« dose gonade »)
- Centre de tératovigilance pour une évaluation multidisciplinaire du risque tératogène

CAT en cas d'indication d'un examen radiologique

- Évaluer la balance bénéfice/risque
- Éviter tout examen irradiant au 1er trimestre
- Bien réévaluer l'indication de l'examen
- Précautions vis-à-vis de l'irradiation : dose minimale, tablier de plomb
- Information claire de la patiente

LUPUS ET GROSSESSE

Facteurs pronostiques
- Activité du lupus
- Gravité de l'atteinte rénale
- Association à un SAPL

Morbidité
- Maternelle :
  - risque de poussée
  - mortalité si lupus évolutif
  - risque infectieux
  - décompensation de la fonction rénale
  - élévation de la pression artérielle
  - risques obstétricaux : césarienne, prématurité induite, prééclampsie
- Fœtale :
  - prématurité
  - RCIU
  - effets de la corticothérapie : insuffisance surrénalienne, risque infectieux
  - SAPL : FCS, MFIU
  - lupus néonatal lié aux Ac maternels :
    - éruption cutanée, phototosensibilité, leucopénie, anémie, thrombopénie
    - BAV +++ (lié à l'anti-SSA)
    - disparition en 6 mois des signes (sauf le BAV)

PEC de la grossesse
- **PEC multidisciplinaire** → équilibrer la maladie et adapter le traitement pour programmer la grossesse :
  - CI à la grossesse
    - poussée récente ou en cours
    - insuffisance rénale
    - HTA sévère
    - HTAP
    - ATCD thrombotique sévère
    - corticodépendance ⩾ 0,5 mg/kg/j
  - autorisation si :
    - maladie inactive depuis 1 an
    - prednisone < 20 mg/j
    - fonction rénale normale

- Traitement pendant la grossesse :
  - préconception : corticothérapie, aspirine, régime riche en calcium, adaptation des traitements tératogènes
  - prophylaxie : aspirine ± HBPM
  - *post-partum* : bas de contention + HBPM en préventif + aspirine 6 mois
  - contre-indications en *post-partum* : contraception œstroprogestative, Bromo-Kin®
- Surveillance pendant la grossesse :
  - clinique : poids, HTA, œdème, BU
  - biologie : activité de la maladie (CH50, C4, haptoglobine), auto-Ac (anti-SSA, FAN...) + biologie standard (1/semaine après 32 SA)
  - échographie : biométries, Doppler des artères utérines + échographie cardiaque spécialisée à 18 SA si Ac anti-SSA ou anti-SSB +

21

Prématurité et retard de croissance intra-utérin : facteurs de risque et prévention

Objectifs

- **Expliquer les principaux facteurs de risque et les éléments de prévention de la prématurité et du retard de croissance intra-utérin**

RETARD DE CROISSANCE *IN UTERO* (RCIU)

DÉFINITIONS

- Retard de croissance : notion dynamique définie par le décrochage de la courbe de croissance par rapport aux courbes de référence
- Hypotrophie : poids estimé inférieur au 10e percentile
- Deux types de RCIU :
  - type I ou harmonieux :
    - atteinte des 3 paramètres de la croissance (céphalique, abdominal et fémur)
    - globale, précoce, de mauvais pronostic
    - causes : infectieuses, anomalies chromosomiques, prise de toxiques
  - type II ou dysharmonieux :
    - taille et poids du fœtus altérés mais bon périmètre crânien
    - cause : malnutrition fœtale par atteinte des échanges fœtomaternels

CIRCONSTANCES DE DÉCOUVERTE

- Clinique : anomalie de la hauteur utérine lors d'une CPN
- Échographie : estimation du poids fœtal inférieur au 10e percentile

ÉTIOLOGIES ET FACTEURS DE RISQUE MATERNELS

- **Facteurs de risque :**
  - âge maternel : < 20 ans, $\geqslant 40$ ans
  - primiparité
  - milieu socio-économique défavorisé, malnutrition
  - prise de certains médicaments
  - pathologie maternelle : HTA, anémie, cardiopathie, malabsorption...
  - ATCD obstétricaux : RCIU, MFIU, HTA et toxémie gravidique

- Attention, la première étiologie à éliminer est une **erreur de terme :** reprendre la DDR et l'échographie de datation du 1er trimestre
- Étiologies : 10 à 20 % sont d'étiologie inconnue
- Schématiquement, orientation étiologique en fonction de l'âge gestationnel :
  - T1 : trisomie 13 ou 18
  - T2 : anomalies chromosomiques, infection, malformation, maladie auto-immune
  - T3 : insuffisance placentaire

FŒTALES	**Anomalies chromosomiques**	Triploïdies, trisomies 13 ou 18
	Embryofœtopathies	Rubéole, CMV, toxoplasmose, syphilis
	Malformations	Anencéphalie, agénésie rénale...
	Constitutionnelles	« Petit » fœtus : taille et poids de naissance des parents
MATERNELLES	Mauvais état nutritionnel	
	Hypoxie chronique	Anémie, cardiopathie, insuffisance respiratoire chronique
	Syndromes vasculorénaux +++	HTA et prééclampsie, néphropathie, SAPL, lupus, diabète
	Toxiques	Héroïne, tabac, alcool, médicaments, rayons X
UTÉROPLACENTAIRES	Toxémie gravidique	
	Grossesses multiples	Syndrome transfuseur/transfusé
	Insuffisance placentaire	
	Anomalies placentaires	Infarctus, choriangiome, *placenta prævia*, insertion vélamenteuse du cordon ombilical
	Malformation ou hypoplasie utérine	Ex. : utérus cloisonné, fibromes

→ CONDUITE À TENIR DEVANT LA DÉCOUVERTE D'UN RCIU : DIAGNOSTIC ANTÉNATAL

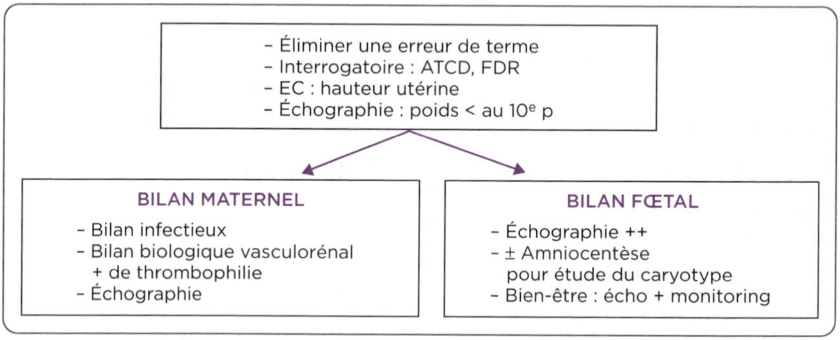

CAT devant la découverte d'un RCIU : diagnostic anténatal

Rôle majeur de l'échographie :

- au niveau fœtal :
  - à but diagnostique : estimation du poids fœtal, surveillance de la croissance tous les 10-15 jours
  - à but étiologique : anomalie morphologique
  - évaluation du retentissement :
    - score de Manning
    - Doppler : ombilical et cérébral
    - quantité de liquide amniotique
- Au niveau placentaire : localisation, recherche d'anomalies
- Au niveau maternel : Doppler des artères utérines +++

→ PRISE EN CHARGE D'UN RETARD DE CROISSANCE *IN-UTERO*

- Équilibrer une pathologie maternelle
- Repos au lit
- Supprimer les toxiques
- Soutien social
- Équilibration diététique de la mère
- Prévention de la prématurité : corticothérapie anténatale
- Choix du mode d'accouchement :
  - transfert en niveau 2 ou 3
  - décision d'extraction selon le contexte : aggravation de la pathologie maternelle, signes de souffrance fœtale, stagnation de la courbe de croissance...
  - par césarienne le plus souvent

→ PRÉVENTION DU RETARD DE CROISSANCE *IN-UTERO*

- Repose sur un **dépistage précoce des FDR**
- Arrêt des toxiques en début de grossesse
- Lutte contre les infections maternofœtales
- Aspirine 100 mg dès 15 SA :
  - si ATCD de RCIU ou de MFIU
  - arrêt à 36 SA
  - + HBPM si Ac antiphospholipides +

PRÉMATURITÉ

→ CRITÈRES D'ÉVALUATION DE L'ÂGE GESTATIONNEL

Anténatals

- Date des dernières règles
- Échographie précoce : longueur craniocaudale
- Échographie tardive : cervelet, humérus

Postnatals

- Morphologique : examen des téguments et des OGE
- Examen neurologique à J2-J3
- EEG
- Critères externes de Farr

→ CAUSES DE LA PRÉMATURITÉ

MATERNELLES	Terrain: • maladie chronique • diabète • allo-immunisation Rhésus • infections • obésité • ATC de prématurité • âge Socio-économiques: • transport ou travail excessif • grossesse illégitime • grossesse mal suivie • catégorie socio-économique basse
OBSTÉTRICALES	Toxémie gravidique Grossesses multiples, FIV Infections, chorioamniotite *Placenta prævia*, HRP Malformation utérine Béance cervico-isthmique Hydramnios
FŒTALES	Anomalies chromosomiques Souffrance fœtale aiguë RCIU Incompatibilité Rhésus sévère
NON RETROUVÉES (30 à 50 %)	Infection jusqu'à preuve du contraire
PROVOQUÉES	Aggravation d'une pathologie maternelle, stagnation de la croissance...

→ PATHOLOGIES SECONDAIRES À LA PRÉMATURITÉ

IMMÉDIATES	
Métaboliques	Hypothermie Hypoglycémie Hyponatrémie Hypocalcémie
Respiratoires	Retard de résorption du liquide amniotique Maladie des membranes hyalines (MMH) Apnées Infection pulmonaire
Hématologique	Anémie
Cardiaques	HTAP Persistance du canal artériel
Neurologiques	Hémorragie péri et intraventriculaire Ischémie périventriculaire
Susceptibilité aux infections	Immunodéprimé par carence en C3, en IgA, en IgM, en macrophages et en lymphocytes actifs Infections nosocomiales chez 30 % des prématurés Toute anomalie survenant chez un nouveau-né doit faire évoquer en première intention une infection

Hépatologiques	Hypovitaminose K Ictère
Digestives	Résidus gastriques et syndrome de stase duodénopylorique Syndrome du bouchon méconial Entérocolite ulcéronécrosante (ECUN)
Rénale	Tubulopathie : défaut de concentration des urines
RETARDÉES	
Neurologiques	Leucomalacie périventriculaire Troubles du développement psychomoteur Troubles du comportement Épilepsie
Sensorielles	Myopie, strabisme Diminution de l'acuité auditive Troubles du langage
Digestives	Sténose du pylore Sténose postentérocolite Retard de croissance staturo-pondérale
Séquelles psychosociales	Trouble de la relation parents-enfant Sévices à l'enfant
Mort subite	Fréquence plus élevée, reste inexpliquée
Rachitisme	Hypophosphorémie + hypocalcémie ± carence en vitamine D

→ PRISE EN CHARGE D'UN PRÉMATURÉ

- Unités de soins spécialisées
- Asepsie rigoureuse
- Couveuse et sonde thermique sur la peau
- Maintenir une bonne oxygénation
- Nutrition entérale ou parentérale : objectif = prise de poids de 20 g/j
- Hydratation
- Pulmonaires :
  - surfactant si MMH
  - caféine si apnées inférieures à 32 SA
- Supplémentation : glucose, vitamine D, Ca2+
- PEC des pathologies spécifiques
- Surveillance +++

→ PRONOSTIC

- Chez les < 32 SA et/ou < 1 500 g :
  - mortalité : 30 %
  - séquelles majeures : 20 %
  - séquelles mineures : 35 %
  - normaux : 15 %
- 40 % des survivants ont besoin d'une éducation spécialisée

22 Accouchement, délivrance et suites de couches normales

Objectifs

- **Expliquer les différentes phases du travail et de l'accouchement**
- **Argumenter la conduite à tenir devant un accouchement inopiné à domicile**
- **Argumenter la prise en charge d'une accouchée durant la période du *post-partum***

Recommandations, consensus

- **Haute Autorité de Santé (2008) :** Déclenchement artificiel de l'accouchement
- **Collège national des gynécologues et obstétriciens français (2008) :** Extractions instrumentales du fœtus
- **Collège national des gynécologues et obstétriciens français (2007) :** Surveillance fœtale pendant le travail (modalités)
- **Collège national des gynécologues et obstétriciens français (2005) :** Épisiotomie
- **Collège national des gynécologues et obstétriciens français (2004) :** Hémorragies du *post-partum* immédiat
- **Collège national des gynécologues et obstétriciens français (2000) :** Césarienne : conséquences et indications

ACCOUCHEMENT ET DÉLIVRANCE NORMALE

→ DÉFINITION DU TRAVAIL

Association de contractions utérines douloureuses et régulières + modification cervicale.

→ REPÈRES ANATOMIQUES

	LIMITE ANTÉRIEURE	LIMITE POSTÉRIEURE	LIMITE LATÉRALE	DIAMÈTRE
Détroit supérieur	Symphyse pubienne	Promontoire	Lignes inominées	Promontorétropubien ⩾ 105 mm Transverse médian ⩾ 125 mm
Détroit moyen			Épines sciatiques	Bisciatique ⩾ 105 mm
Détroit inférieur	Ogive pubienne	Coccyx	Tubérosités ischiatiques	Bi-ischiatique ⩾ 110 mm

Indications (controversées) d'examens complémentaires pour étude du bassin :

- radiopelvimétrie, scanner ou IRM
- taille maternelle < 1,50 m, pelvimétrie interne anormale, ATCD de fracture du bassin, suspicion de macrosomie, utérus cicatriciel, siège

→ 1re PHASE : EFFACEMENT ET DILATATION DU COL

Objectifs

- Affirmer le début du travail
- Vérifier le bien-être fœtal
- Évaluer le pronostic

Reprendre le dossier obstétrical

- **Terme précis** (écho de datation)
- Suivi de la grossesse
- CS d'anesthésie
- Examens : groupe sanguin, Rh, sérologies, bilan de coagulation

Bilan à l'entrée de la patiente

- Clinique :
  - paramètres : TA, T°, FC
  - abdomen : HU, **présentation +++** (± confirmation en échographie)
  - spéculum : leucorrhée, liquide, MTR ± amnioscopie (couleur du LA)
  - TV : étude du col (longueur, position, dilatation, consistance) et présentation → calcul du score de Bishop (score d'évaluation du toucher vaginal)
  - étude du bassin
- Monitoring : RCF, CU
- Biologie : RAI, BU, compléter les éléments manquants

Surveillance durant le travail

- **Monitoring :**
  - dynamique utérine : CU
  - vitalité fœtale : RCF
- Modification du col
- Maternel : T°, PA, EVA douleur (péridurale ?)
- Travail : **partogramme**

→ 2e PHASE : ENGAGEMENT PUIS EXPULSION ET DÉGAGEMENT FŒTAL

Engagement

- Définition : **franchissement du détroit supérieur par la présentation fœtale**
- Signes positifs : signe de Farabeuf (2 doigts intravaginaux dirigés vers la 2e vertèbre sacrée rencontrent la tête fœtale et sont arrêtés par elle)
- Quatre variétés de position :
  - OIGA (occipito-iliaque gauche antérieure) : l'occiput est en avant et à gauche, position la plus fréquente
  - OIGP (occipito-iliaque gauche postérieure : l'occiput est en arrière et à gauche
  - OIDP (occipito-iliaque droite postérieure) : l'occiput est en arrière et à droite
  - OIDA (occipito-iliaque droite antérieure) : l'occiput est en avant et à droite

AUTRES PRÉSENTATIONS

- Face : voie basse autorisée sous surveillance ++++
- Front : césarienne d'emblée
- Bregma : voie basse autorisée
- Siège : pas de césarienne systématique ! Voie basse si confrontation céphalo-pelvienne bonne à la pelvimétrie, tête bien fléchie et selon le poids fœtal estimé

Descente et rotation

- Rotation la plus fréquente : **OIGA** → **OP** (occipitopubienne) : l'occiput sous la symphyse pubienne, position de dégagement
- Autre variété = OS (occipitosacrée) : l'occiput est en arrière, contre le sacrum
- Mécanismes permettant la progression du mobile fœtal :
  - CU efficaces et rapprochées
  - optimisation du volume du mobile fœtal
  - efforts expulsifs efficaces

Expulsion et dégagement

- Franchissement du détroit inférieur
- Possible réalisation d'une épisiotomie si périnée tendu
- Une fois la tête sortie, rotation pour dégagement des épaules
- Attention à la dystocie des épaules
- Puis clampage du cordon, prélèvement du pH
- Mise en peau à peau du NN pour établir le lien mère-enfant

DYSTOCIE DES ÉPAULES

- Urgence ++++
- Facteur de risque : macrosomie, diabète
- Réduction par manœuvre de Jacquemier si dystocie vraie
- Complications : fracture de la clavicule, plexus brachial, souffrance fœtale aiguë, décès

→ 3e PHASE : DÉLIVRANCE

Définition

Décollement puis expulsion du placenta et des membranes.

Différents types

- Naturelle : au maximum dans les 30 min, sans intervention extérieure
- Dirigée : injection de Syntocinon® au dégagement de l'épaule antérieure pour obtenir une meilleure contractilité utérine (sur indications)
- Artificielle : extraction manuelle :
  - asepsie stricte et antibiothérapie par flash systématique (céfazoline 2 g)
  - analgésie +++ (réinjection dans la péridurale, ou AG ou rachidienne)
  - décollement par le bord cubital de la main tout en maintenant le fond utérin par l'autre main
  - puis révision utérine et injection de Syntocinon®

EXTRACTION FŒTALE EN URGENCE

→ INDICATIONS

- Défaut de rotation de la tête fœtal
- Anomalies du rythme cardiaque fœtal
- Disproportion fœtopelvienne
- Efforts expulsifs inefficaces
- CI aux efforts expulsifs (cardiopathie, cataracte...)

→ MÉTHODES

- Si fœtus non engagé : césarienne
- Si fœtus engagé : forceps (Tarnier, Suzor...), ventouse

DÉCLENCHEMENT DU TRAVAIL

→ OBJECTIF

Favoriser la mise en route du travail par maturation du col et/ou obtention de CU.

→ INDICATIONS MATERNELLES

Pathologie chronique de la grossesse ou antérieure se détériorant ou nécessitant un arrêt de la grossesse (exemples : diabète de type 1, prééclampsie...).

→ INDICATIONS FŒTALES

- Terme dépassé
- RPM ⩾ 24 heures (si terme ⩾ 37 SA)
- Infection
- Allo-immunisation, RCIU...

HÉMORRAGIE DE LA DÉLIVRANCE

DÉFINITION

Perte de sang ⩾ 500 mL dont l'origine se situe au niveau du tractus génital, survenant dans les 2 premières heures du *post-partum* suivant la naissance.

CAUSES

- Troubles de la dynamique utérine :
  - inertie : surdistension, hydramnios, atonie, iatrogène
  - hypertonie : enchatonnement du placenta
- Anomalies du placenta : accreta, percreta, rétention
- Inversion utérine
- Lésions génitales : rupture utérine, lésions du col, du vagin
- Pathologie de l'hémostase : HRP, embolie amniotique, infection intra-utérine

COMPLICATIONS

Complications précoces

- Choc hypovolémique
- CIVD
- Insuffisance rénale fonctionnelle
- Décès maternel

Complications tardives

- Syndrome de Sheehan : nécrose hypophysaire par bas débit
- Récidive lors d'un prochain accouchement

PRISE EN CHARGE

Elle est **multidisciplinaire** : sage-femme, obstétricien et anesthésiste. *Voir tableau page suivante.*

ACCOUCHEMENT INOPINÉ À DOMICILE

- Diagnostiquer l'imminence de l'accouchement conditionnant la décision de transfert :
  - accouchement à faire sur place
  - transfert vers la maternité la plus proche
  - transfert vers la maternité où est suivie la mère
- La conduite à tenir immédiate est simple :
  - faire prévenir le SAMU pour le transport de la mère et de son enfant
  - préparer les conditions pour l'accouchement et pour l'accueil du nouveau-né (linge mouillé, couverture, ciseau et pince pour le cordon...)
  - réaliser l'accouchement (importance du maintien de la tête fœtale avec la paume avant l'expulsion pour éviter les déchirures du périnée)
- Après l'accouchement
  - vis à vis de l'enfant :
  - éviter l'hypothermie (le couvrir) et maintenir libres les voies respiratoires
  - calculer le score d'Apgar
  - réaliser la délivrance :
  - respecter le mécanisme physiologique
  - conserver le placenta pour vérifier qu'il est complet
  - dépister le risque d'hémorragie

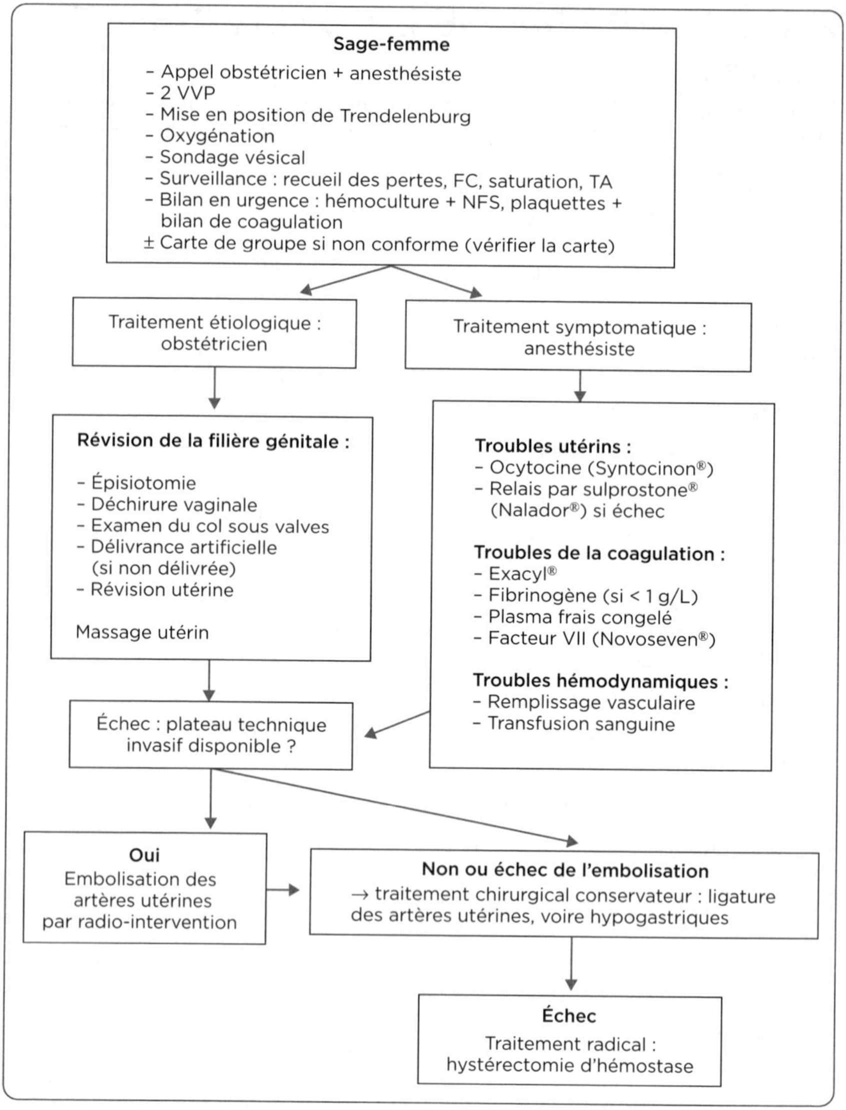

PEC d'une hémorragie de la délivrance

RYTHME CARDIAQUE FŒTAL

- Le RCF est considéré comme normal si les **5 critères suivants** sont présents :
  - ligne de base comprise entre 120 et 160 bpm (battements par minute)
  - variabilité de la ligne de base comprise entre 5 et 25 bpm
  - fréquence des oscillations comprise entre 2 et 6 cycles par minute
  - absence de décélération
  - présence d'accélérations
- Le tocogramme enregistre les contractions utérines : fréquence, durée et intensité

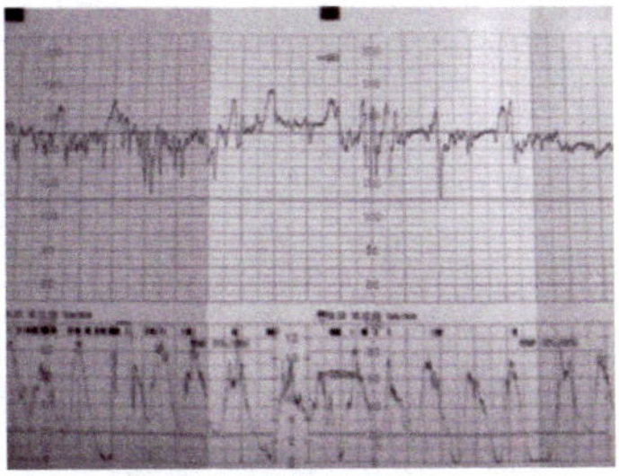

RCF normal

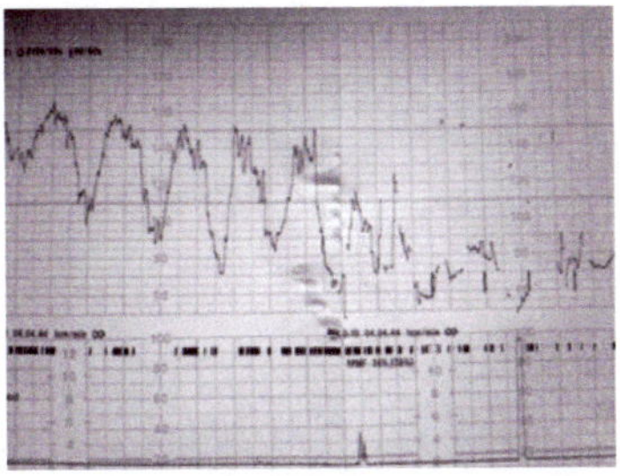

Décélérations
puis bradycardie sévère

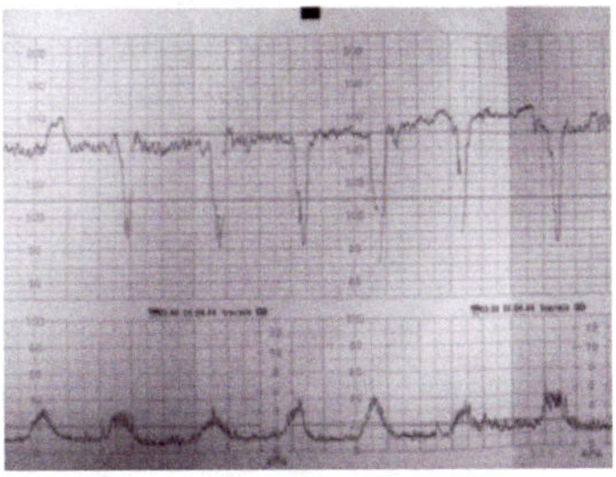

Décélérations précoces
(contemporaines des CU)

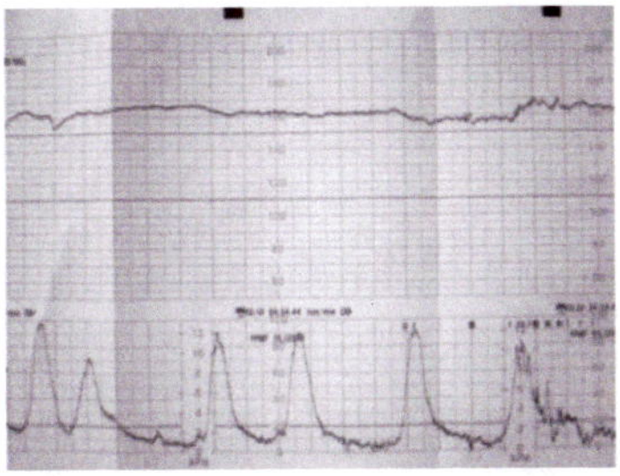

Tachycardie fœtale et rythme plat
(pas d'oscillations ni de variabilité)

Exemples de rythmes cardiaques fœtaux

■ PRISE EN CHARGE D'UNE ACCOUCHÉE DURANT LA PÉRIODE *POST-PARTUM*

Voir item 25 « Suites de couches simples et pathologiques »

24

Allaitement et complications

Objectifs

- **Expliquer les modalités et argumenter les bénéfices de l'allaitement maternel**
- **Préciser les complications éventuelles et leur prévention**

Recommandations, consensus

- **Agence nationale d'accréditation et d'évaluation en santé (ANAES) (2002) :** Allaitement maternel – Mise en œuvre et poursuite dans les 6 premiers mois de vie de l'enfant

PHYSIOLOGIE

- Pendant la grossesse : préparation de la glande mammaire par l'action des œstrogènes et de la progestérone placentaire
- Montée de lait : chute brutale de la progestérone après l'expulsion du placenta provoquant une montée explosive de la prolactine, responsable d'une synthèse abondante de lait
- Allaitement : nécessite l'entretien de la sécrétion lactée et l'éjection de lait hors des canaux galactophores
- Produits de sécrétion :
  - colostrum apparaît en premier : riche en acides aminés, en lipides, en sucre et en IgA
  - lait : pauvre en protéines, riche en glucides

BÉNÉFICES DE L'ALLAITEMENT MATERNEL

Objectif = promouvoir l'allaitement maternel

- Maternels :
  - lien psychologique
  - diminution du risque de cancer du sein et de l'ovaire

  - bénéfice économique
  - diminution des métrorragies donc normalisation de l'anémie
  - retour au poids plus rapide
- Pour le nouveau-né :
  - apport nutritionnel
  - bénéfice immunologique
  - effet protecteur contre les allergies et les infections
  - vecteur de la relation mère-enfant

CONTRE-INDICATIONS

- Maternelles :
  - Non-désir d'allaitement à respecter
  - pathologies locales : certains ATCD d'abcès, infections
  - **pathologies générales** : séropositivité HIV, diabète 1 mal équilibré, tuberculose évolutive, psychose, cardiopathie mal compensée
  - prise de **médicaments** : AVK, antithyroïdiens de synthèse, IEC, corticoïdes...
  - prise de **toxiques**
- Pour le nouveau-né : galactosémie congénitale, malformation du palais, intolérance au lactose

MODALITÉS

- Débuter en salle de naissance
- Rythme des tétées : 6 à 10/j durant 10 à 15 min avec utilisation des 2 seins
- Supplémentation en vitamine D
- Prévention des complications :
  - explications sur les bonnes positions
  - boissons abondantes
  - règles d'hygiène simples
  - massage des seins sous la douche et des aréoles pour prévenir l'engorgement
  - critères d'allaitement suffisant : bon transit et sommeil du NN, prise de poids de 20 à 30 g/j

INHIBITIONS DE L'ALLAITEMENT

Deux types :

- arrêt tardif de l'allaitement (plus de 1 mois après l'accouchement) : aucun support médical. Espacer les tétées en passant par une phase d'allaitement mixte
- inhibition de l'allaitement (juste après l'accouchement) ou un arrêt précoce (moins de 1 mois après l'accouchement) → moyens médicaux (agoniste

dopaminergique qui inhibe la sécrétion de prolactine) : α-bromocriptine (Parlodel®, Bromo-Kin®) :
- contre-indications :
  - FDR vasculaire :
  - hypersensibilité à la bromocriptine
  - association à un médicament contre-indiqué (favorisant les spasmes coronaires, inhibiteurs du cytochrome P450)
  - pathologie psychiatrique évolutive
- effets secondaires :
  - intolérance digestive : nausées
  - vertiges
  - hypotension orthostatique, bradycardie
  - réaction allergique
  - confusion, hallucinations, dépression
  - HTA, AVC, IDM, syndrome de Raynaud

COMPLICATIONS DE L'ALLAITEMENT MATERNEL

NON INFECTIEUSES	INFECTIEUSES
Montée de lait Tranchées Crevasse Engorgement mammaire	Lymphangite aiguë Galactophorite aiguë Abcès

COMPLICATIONS	SIGNES CLINIQUES	PEC
Tranchées	Douleur à type de contractions favorisée par la tétée	Physiologique → antalgiques
Montée de lait	**Physiologique, au 3e- 4e j du PP** T° à 38° Seins tendus et douloureux	Antalgiques Rassurer et poursuite de l'allaitement
Crevasses	Surtout dans les premiers jours Mamelon douloureux à la tétée Gerçure du mamelon avec traînées rouges ou fissures	Laisser les seins à l'air Pommades cicatrisantes vit. A + E Sein au repos 6 à 12 h Revoir les conseils (puéricultrice)
Engorgement mammaire	Mastodynies, tension mammaire, fébricule Mais pas de placard rouge et signe de Budin (-)	Expression manuelle ou tire-lait Cataplasmes tièdes Mesures préventives ± Syntocinon® avant la tétée
Lymphangite aiguë	Début brutal + fièvre + frissons Placard cutané rouge, douloureux, trainée vers l'aisselle et ADP axillaire homolatérale Budin - (pas de pus ni de germe)	Poursuite de l'allaitement Cataplasme humide et chaud Vidange mammaire Antalgiques, repos Surveillance +++

COMPLICATIONS	SIGNES CLINIQUES	PEC
Galactophorite aiguë	Signes de lymphangite + fièvre permanente **Budin +**	Bilan infectieux (prélèvement du lait...) **Arrêt de l'allaitement** jusqu'à guérison Mêmes mesures que lymphangite + antibiothérapie
Abcès collecté	Suite à une lymphangite mal traitée Asthénie, douleurs vives, lancinantes, pulsatiles, insomniantes Sein très sensible avec noyau dur, chaud, rouge et douloureux	**Hospitalisation** Arrêt de l'allaitement **Traitement chirurgical** (incision + drainage) Antibiothérapie

25

Suites de couches pathologiques : pathologie maternelle dans les 40 jours

Objectifs

- **Diagnostiquer les principales complications maternelles des suites de couche :** complications hémorragiques, infectieuses, thromboemboliques

DÉFINITION

Période allant de l'accouchement à la 1re menstruation ou retour de couches.

PHYSIOLOGIE

→ FONCTIONS INDÉPENDANTES DE L'ENVIRONNEMENT

Involution utérine

- Utérus pelvien au 12e j
- Le segment inférieur redevient l'isthme
- Col utérin : OIF = 12^{e} j, OIE = 20^{e} j
- Endomètre :
  - zone placentaire : dégénérescence fibreuse
  - zone membraneuse : régression fibreuse (5e j) puis régénération (25e j)
  - donc sensible aux hormones au 25e j
- Vagin : sensible aux œstrogènes au 15e j

Biologie

- Facteurs de coagulation normalisés en 3 semaines
- Fibrinogène et lipides en 6 semaines

FONCTIONS DÉPENDANTES DE L'ENVIRONNEMENT

Allaitement artificiel

- Si CI à la bromocriptine :
  - prolactine : diminution puis N à J15
  - retour de couche : 6 à 8 semaines et 1re ovulation vers 40-50 j
- Traitement par bromocriptine :
  - prolactine (PRL) : chute dans les 2 heures, taux de base en 48 heures
  - FSH : sécrétion dans la 2e semaine du PP
  - retour de couches :
    - 75 % entre le 21e et le 35e j : anovulatoire
    - 25 % après : ovulatoire
  - attention à l'arrêt du Bromo-Kin® : contraception !

Allaitement maternel

- Tétée : pic de PRL (blocage LH-RH), d'ocytocine et d'endorphine
- Diminution progressive des pics de PRL (disparition entre le 60e j et la 3e semaine) : autonomie au niveau de la glande
- La durée de l'anovulation et de l'aménorrhée dépend de la fréquence + durée des tétées
- Ovulation vers le 5e mois en PP
- Retour de couches 8 à 15 mois postdélivrance

Allaitement mixte

Reprise de la fonction ovarienne.

SUITES DE COUCHES NORMALES

Surveillance du **post-partum**

Elle porte sur :

- les signes généraux : pouls, PA, température
- l'involution du globe utérin : hauteur et consistance de l'utérus
- le périnée (œdème, hématome) et les lochies (abondance, aspect, odeur)
- les membres inférieurs : recherche de signes de phlébite
- l'appareil urinaire : signes fonctionnels, aspect des urines

Prévention du risque thromboembolique

- Lever précoce
- Bas de contention si mauvais terrain veineux
- Discuter un traitement anticoagulant préventif chez les femmes à risque

Examen de sortie de la maternité

- Contraception
- Inhibiteur de la lactation
- Apport martial
- **Vaccin contre la rubéole si rubéole –**

- Information : douche, soins locaux, conseils sur l'allaitement + **rééducation périnéale et abdominale**
- Ordonnance de sortie du nourrisson
- RDV en CS postnatale, *voir item 16*

SUITES DE COUCHES PATHOLOGIQUES IMMÉDIATES

→ COMPLICATIONS INFECTIEUSES

- **Facteurs de risque :**
  - anémie, infection urinaire pendant la grossesse
  - RPM ⩾ 24 h
  - travail prolongé
  - accouchement fébrile
  - manœuvres pendant l'accouchement (forceps) ou pour la délivrance
  - femmes porteuses d'un cerclage, d'un stérilet ou d'un fibrome
- Microbiologie :
  - BGN : *E. coli* et autres *Enterobacter*
  - CGP : streptocoque et staphylocoque
  - anaérobies : *Perfringens, Bacteroides fragilis*...
- **Endométrite : plus fréquente :**
  - début souvent précoce, 2 à 3 jours du PP
  - signes d'appel : fièvre modérée, douleurs pelviennes peu intenses, lochies louches, abondantes et malodorantes
  - EC : utérus mal involué avec stagnation de la hauteur utérine et col béant, douleur à la mobilisation utérine → diagnostic = clinique
  - bilan :
    - bilan infectieux : NFS, CRP ± hémocultures
    - bilan bactériologique : PV (germe), ECBU
    - échographie : rétention placentaire
  - complications : paramétrite, phlegmon du ligament large, pelvipéritonite, septicémie, phlébite pelviennes
  - PEC :
    - hospitalisation
    - antibiothérapie à large spectre et compatible avec l'allaitement pendant 10 j (amoxicilline + acide clavulanique en intraveineuse puis relais *per os*)
    - utérotoniques pour favoriser la rétraction utérine
    - prévention de la MTE +++
    - surveillance : T°, HU, tonicité et sensibilité de l'utérus, lochies
- Infections urinaires
- Abcès de paroi postépisiotomie ou sur cicatrice de césarienne
- Complications de l'allaitement : *voir item 24*
- Méningite postpéridurale

→ COMPLICATIONS THROMBOEMBOLIQUES

- Autres causes d'hyperthermie en dehors des complications infectieuses
- Facteurs de risque :

MODÉRÉS	ÉLEVÉS	MAJEURS
Âge ⩾ 35 ans Varices Obésité Alitement HTA gravidique Césarienne simple	Prééclampsie Obésité morbide ATCD de MTE Pathologie thrombogène Césarienne en urgence Infection Accouchement compliqué	Pathologie maternelle grave Troubles de la coagulation Thrombophilie

- SC : hyperthermie modérée, tachycardie, douleur au niveau du site de la thrombose
- Sites de thrombose :
  - surales : mollet tendu, douloureux à la dorsiflexion du pied
  - iliofémorales : douleur rétrocrurale ou inguinale, œdème de la cuisse, pression du triangle de Scarpa douloureux
  - pelviennes : fièvre oscillante sans abcès palpable
  - veine ovarienne : masse abdominale ferme dans le quadrant inférieur
- Bilan : échographie-Doppler + bilan préthérapeutique
- **Une pathologie à dépister = embolie pulmonaire :**
  - D-dimères inutiles
  - angioscanner +++
- PEC :
  - préventive +++
  - curative : héparinothérapie ± antibiothérapie
- Un site particulier = **thrombophlébite cérébrale :**
  - physiopathologie : 2 mécanismes intriqués = thrombose des veines cérébrales et des sinus + HTIC
  - SC : céphalées intenses, T°, tableau de pseudopsychose, signes neurologiques focaux, convulsions
  - scanner cérébral en urgence :
    - normal (> 20 %)
    - signes directs = sans injection : hyperdensité du caillot dans veine ; avec injection : signe du delta : lumière du sinus hypodense, prise de contraste périphérique des parois du sinus hyperhémié
    - signes indirects = retentissement de la TVC : œdème cérébral, infarctus souvent hémorragique
  - ± IRM cérébrale :
    - signes directs = occlusion du sinus : les premiers jours, le sinus perd son hyposignal → isosignal T1 ; 5e jour → hypersignal T1 ; et peu après → hypersignal T2
    - signes indirects = infarctus veineux
  - PEC :
    - transfert en unité neurovasculaire
    - mesures symptomatiques : PEC réanimatrice, prévention de l'HTIC, discuter antiépileptiques

  - traitement étiologique : dépister une infection
  - mesures spécifiques : anticoagulation par héparinothérapie avec relais AVK pendant 3 à 6 mois

→ COMPLICATIONS HÉMORRAGIQUES

- Hémorragie de la délivrance : *voir item 22*
- Endométrite
- Tumeur trophoblastique
- Malformation artérioveineuse

→ AUTRES COMPLICATIONS

- Asthénie +++
- Psychiatriques : *voir item 19*
- Anémies
- HTA et prééclampsie : *voir item 17*
- Céphalées (brèche lors de la péridurale, TVC)
- Troubles sphinctériens : RAU, incontinence
- Hémorroïdes

CONTRACEPTION DU *POST-PARTUM*

→ MÉTHODES CONTRACEPTIVES

- Hormonale :
  - œstroprogestatifs : CI devant le risque vasculaire
  - progestatifs :
    - pilule microprogestative : Cérazette® ou Microval® dès le 10e j
    - implant : Implanon®
    - macroprogestatif = CI
- Naturelle : allaitement maternel exclusif avec au moins 6 tétées dont 1 la nuit (pas de retour de couches dans les 6 mois)
- Mécanique
- DIU : dès le retour de couches, voire dès le 30e j

→ CONTRACEPTION ET ALLAITEMENT MATERNEL

Contraception microdosée dès le 10e j.

→ CONTRACEPTION ET ALLAITEMENT ARTIFICIEL

- Bromocriptine (Bromo-Kin®) + : œstroprogestatifs au retour de couches
- Bromocriptine (Bromo-Kin®) – : œstroprogestatifs CI, donc microprogestatif au 10e j

→ CONTRACEPTION ET PATHOLOGIE DE LA GROSSESSE

- Cholestase et cytolyse hépatique : après normalisation du bilan et sous surveillance ++++ du BH
- Prééclampsie et syndrome HELLP :
  - CI temporaire aux OP
  - microprogestatifs autorisés
- Phlébite : microprogestatif à 6 mois

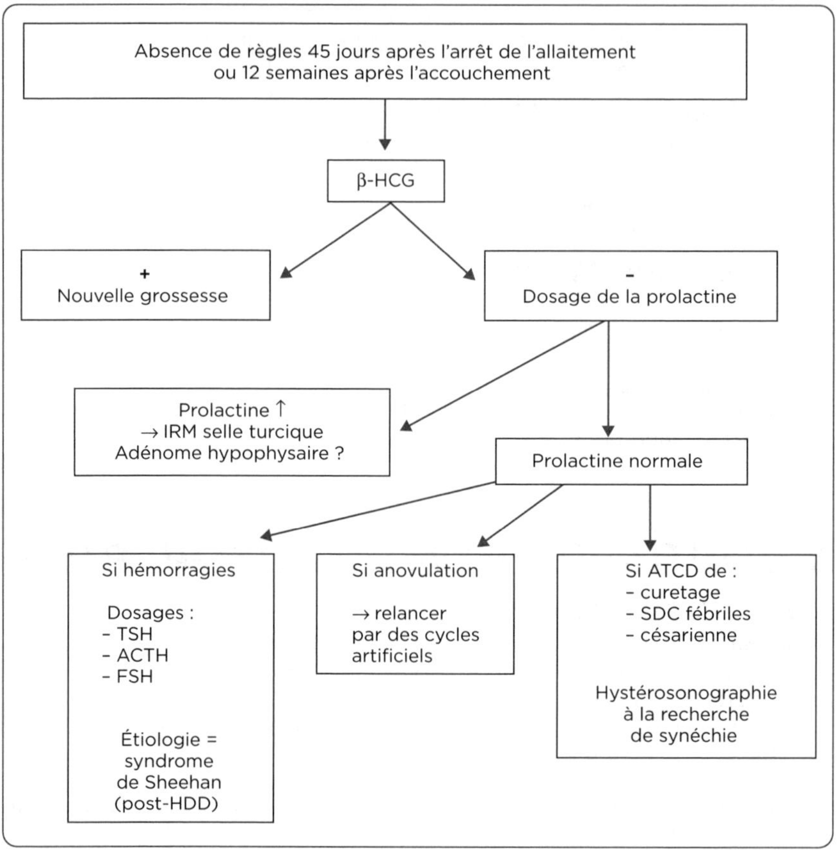

CAT devant une aménorrhée du *post-partum*

26 Anomalies du cycle menstruel. Métrorragies

Objectifs

- **Diagnostiquer une aménorrhée, une ménorragie, une métrorragie**
- **Reconnaître et traiter un syndrome prémenstruel**

DÉFINITIONS

- Métrorragie : saignement d'origine utérine endométriale, d'origine fonctionnelle ou lésionnelle, survenant en dehors des règles
- Ménorragie : anomalies du cycle menstruel par augmentation de la durée ou de l'abondance des règles
- Polyménorrhées : anomalies de la durée et de l'abondance
- Hyperménorrhées : règles de durée normale mais trop abondantes (> 80 mL)
- Spanioménorrhée : allongement de la durée qui sépare les règles
- Aménorrhée : absence de règles chez une femme en période d'activité génitale
- Dysménorrhée = douleur pelviennes au moment des règles

CYCLE NORMAL

→ DURÉE

- 28 à 30 jours
- Intervalle régulier
- Règles durant 3 à 7 jours

→ PHYSIOLOGIE (RAPPEL SIMPLE)

- L'hypothalamus stimule l'hypophyse *via* des décharges pulsatiles de LH-RH
- L'hypophyse sécrète alors la FSH et la LH de façon pulsatile

- Augmentation de petits follicules primordiaux sous l'effet de la FSH
- Trois phases schématiques :
  - préovulation :
    - prolifération de la muqueuse utérine sous l'effet des œstrogènes
    - phase folliculaire : développement du follicule recruté
  - ovulation :
    - rupture du follicule mûr (ou de De Graaf) libérant l'ovocyte au niveau de la trompe
    - ovulation 36 h après le pic sécrétoire de LH
  - lutéale :
    - transformation du follicule en corps jaune sécrétant de la progestérone (et de l'œstradiol)
    - involution en 14 j si absence de grossesse

ORIENTATION DIAGNOSTIQUE

- Aménorrhée : *voir item 296*
- Hémorragie génitale : *voir item 243*

SYNDROME PRÉMENSTRUEL

- Définition : ensemble de manifestations bénignes pouvant intéresser tous les appareils, et dont le seul point commun est leur caractère cyclique, apparaissant dans les jours qui précèdent les règles pour disparaître au début ou au cours de la menstruation
- Physiopathologie : perméabilité capillaire par hyperœstrogénie relative → constitution d'un œdème tissulaire interstitiel :
  - mammaire → mastodynie
  - cérébral → manifestations neuropsychologiques
  - péritonéocolique → troubles abdominopelviens
- Signes cliniques :
  - mammaires : mastodynie
  - abdominopelviens : ballonnement abdominal, trouble du transit avec ± prise de poids
  - psychiques : irritabilité, anxiété, syndrome dépressif
- Pas d'examen complémentaire nécessaire
- PEC :
  - mesures hygiénodiététiques : réduction des excitants (café, tabac, alcool)
  - progestatifs : progestatifs de synthèse (démégestone, rétroprogestérone) à raison de 2 à 3 cp/j, en commençant 2 à 3 jours avant la date d'apparition habituelle des symptômes, jusqu'à la veille de la date présumée des règles
  - mastodynies isolées : préparations locales (gel de progestérone)
  - œstroprogestatifs : mise au repos de l'ovaire et substituer un climat hormonal artificiel

27 Contraception

Objectifs

- **Prescrire et expliquer une contraception**
- **Discuter les diverses possibilités de prise en charge d'une grossesse non désirée**
- **Discuter les indications de la stérilisation masculine et féminine**

Recommandations, consensus

- **Agence nationale d'accréditation et d'évaluation en santé (ANAES) (2005) :** Évaluation des techniques de stérilisation chez la femme et chez l'homme
- **Agence nationale d'accréditation et d'évaluation en santé (ANAES) (2004) :** Stratégies de choix des méthodes contraceptives

GÉNÉRALITÉS

- 40 % des femmes en âge de procréer sont sous contraception (soit 4 600 000)
- Plus de 90 % des femmes françaises ont pris une contraception dans leur vie
- Efficacité de la contraception basée sur **l'indice de Pearl** : nombre de grossesses observées pour 100 femmes utilisant une contraception donnée durant 1 an

TYPES DE CONTRACEPTION

ŒSTROPROGESTATIFS

Mécanisme

- Association d'un œstrogène (éthinylœstradiol) et d'un progestatif de synthèse
- Deux niveaux d'action :
  - général : central sur l'axe hypothalamo-hypophysaire en supprimant le pic de LH, bloquant ainsi l'ovulation
  - local :
    - atrophie de la muqueuse utérine
    - modification de la glaire cervicale devenant épaisse

Voies d'administration

- Orale :
  - combinées minidosées +++
  - mono/bi ou triphasique selon la variation de la composition du comprimé
  - exemples : Diane 35®, Minerva®, Jasmine®, Mercilon®...
  - indice de Pearl = 0,15 à 0,45
- Percutanée : *patch* :
  - patch changé toutes les semaines puis arrêt 1 semaine
  - indice de Pearl = 0,6 à 1
- Vaginale :
  - mise en place pendant 3 semaines
  - indice de Pearl = 0,6 à 1,7

Contre-indications absolues

- ATCD personnels de MTE
- Thrombophilie documentée
- Hyperlipidémie
- Diabète insulinodépendant mal équilibré ou compliqué
- Tabagisme $\geqslant$ 15 cigarettes/j après 35 ans
- Affections hépatiques évolutives
- Cancers hormonodépendants
- Connectivites, porphyrie
- Psychose et névrose graves
- Prise concomitante de médicaments : antituberculeux, barbituriques, anticonvulsivants

Avantages

- Diminution de 50 % des cancers de l'ovaire et de l'endomètre (à l'inverse, controverse pour le cancer du sein)
- Correction des dysménorrhées
- Diminution des ménorragies et des infections
- Diminution des interventions pour kyste de l'ovaire et pour pathologie bénigne du sein
- Diminution du risque de GEU

Inconvénients

- Prise de poids, jambes lourdes
- Sécheresse vaginale, oligoménorrhée
- Algies pelviennes, mastodynies

Complications

- Troubles métaboliques :
  - de la glycorégulation avec hyperinsulinisme
  - augmentation des triglycérides
  - hypercoagulabilité
  - rétention hydrosodée
  - augmentation des acides biliaires
- **Maladies cardiovasculaires +++** : infarctus du myocarde, AVC, HTA
- Risque thromboembolique
- Hépatique : ictère cholestatique, lithiase biliaire, tumeur bénigne du foie

→ PROGESTATIFS

Mécanisme

- Microprogestatif : épaississement de la glaire, fermeture du col et atrophie de l'endomètre
- Implant SC : inhibition de l'ovulation + autres mécanismes que les microprogestatifs

Voies d'administration

- Orale = microprogestatif +++ :
  - prise quotidienne ininterrompue même pendant les règles et à heure fixe
  - retard de prise < 3 h (Microval®) ou 12 h (Cérazette®)
  - indice de Pearl = 0,5
- Implant sous-cutané :
  - Implanon® = étonogestrel
  - action pendant 3 ans
  - introduit sous la peau après réalisation d'une AL
  - indice de Pearl = 0,1

▸▸ ....

Les macroprogestatifs ne sont pas à proprement parler une méthode contraceptive. Ils sont disponibles soit par voie orale (Lutényl®), soit par voie IM sous forme retard

Contre-indications

Tumeur hormonodépendante (sein, endomètre) et pathologie hépatique avancée.

Inconvénients

- Microprogestatifs : mastopathie, kystes fonctionnels de l'ovaire, spotting ou ménorragies
- Implant : troubles du cycle, acné, céphalées, prise de poids, instabilité émotionnelle

Complication

Augmentation du risque de GEU.

→ DISPOSITIFS INTRA-UTÉRINS

Mécanisme

Deux types :

- avec fils de cuivre ou d'argent :
  - réaction inflammatoire locale empêchant la nidation
  - effet gamétotoxique
- avec progestatifs (lévonorgestrel) = Mirena® :
  - modification de la glaire cervicale
  - atrophie de l'endomètre

Contre-indications

- Infections récentes de l'appareil génital
- Fibromes sous-muqueux et polypes endocavitaires, femmes ménorragiques
- Utérus hypotrophiques ou malformés
- Cardiopathies congénitales ou valvulopathie à risque d'endocardite infectieuse
- Cancer de l'endomètre
- Grossesse
- Pour les stérilets au cuivre : maladie de Wilson, hypersensibilité
- Pour le Mirena® : cancers hormonodépendants, MTE récente ou évolutive

Complications

- Douleurs
- Expulsion du stérilet
- Perforation du myomètre et migration du stérilet dans la cavité abdominale
- Saignements :
  - spottings anarchiques
  - ménorragies
- Grossesse et **GEU**
- **Infections +++**

ÉTIOLOGIES DE DOULEURS ET SAIGNEMENTS AVEC UN DIU EN PLACE

- **Endométrite**
- **Grossesse intra-utérine évolutive**
- **GEU**
- **Fibrome**

→ Bilan biologique minimal : NFS, CRP et β-HCG

▶▶ ....

DIU possible 4 semaines après l'accouchement ; AINS non contre-indiqués (sauf au long cours) ; utilisation possible chez la nullipare

→ MÉTHODES LOCALES

- Diaphragme : dôme en latex en avant de l'orifice cervical
- Préservatifs masculins ou féminins
- Spermicides
- Capes cervicales : structure s'emboîtant sur le col utérin

→ MÉTHODE NATURELLE

- Retrait ou coït interrompu
- Méthode du calendrier (Ogino-Knauss) : méthode à l'origine du baby-boom…
- Méthode des températures
- Méthode de la glaire cervicale ou de Billings
- Dispositif Persona®

→ STÉRILISATION

Cadre juridique

- Information sur les risques médicaux que la personne encourt et sur les conséquences de l'intervention
- Remettre un dossier d'information écrit
- Faire signer un consentement
- Délai d'intervention d'au moins 4 mois
- Droit de refus de pratiquer l'acte pour le médecin

Techniques chez la femme

- Laparotomie type Pfannenstiel, incision péri-ombilicale en suites de couches immédiates (J3), ou lors d'une césarienne : ligature et résection de la trompe (technique de Pomeroy)
- Voie vaginale : pose d'un clip sur la trompe ou Pomeroy
- Cœlioscopie : pose d'un anneau ou d'un clip
- Hystéroscopie : méthode Essure® avec mise en place d'un implant dans les ostiums tubaires

Technique chez l'homme

Vasectomie (section des déférents) avec possible conservation de sperme avant la chirurgie.

■ CONTRACEPTION DU LENDEMAIN

- Progestatif = Norlevo® :
  - efficacité d'autant plus grande que le traitement est pris tôt, limitée au-delà de 3 jours
  - pas de CI, délivrance sans ordonnance
  - gratuit pour les mineures
  - aiguiller vers un suivi gynécologique
- Stérilet : posé entre le 1er et le 10e jour post-rapport sexuel
- Autres : Mifégyne® (RU 486), danazol, œstrogènes seuls

CONDUITE À TENIR LORS DE LA 1re CONSULTATION

→ OBJECTIFS

- Identifier les **contre-indications**
- Choisir une contraception adaptée
- Expliquer les avantages et les inconvénients de la méthode contraceptive
- Faire un examen général
- **Information et éducation** sur :
  - le fonctionnement de l'appareil génital
  - la prise de la contraception et la CAT en cas d'oubli
  - la surveillance ultérieure
  - les IST
  - la sexualité

→ BILAN CLINIQUE

Interrogatoire

- Âge
- ATCD : migraine, HTA, diabète, MTE, ACV
- SF gynécologiques
- ATCD obstétricaux

Examen physique

- PA, poids
- Examen mammaire bilatéral
- Palpation abdominale, notamment hépatique
- Examen gynécologique (si patiente non vierge) ± FCV

→ BILAN BIOLOGIQUE

À réaliser dans les 3 mois :

- glycémie à jeun
- triglycérides
- cholestérol total

CONTRACEPTION ET CAS PARTICULIERS

CAS PARTICULIER	CONTRACEPTION
CI aux OP	Préférer les microprogestatifs microdosés
Acné	Pilule OP : Diane 35®
> 40 ans	Préférer les microprogestatifs microdosés
Traitement : • rifampicine • ARV : ritonavir... • anticonvulsivants • barbituriques	OP CI par diminution de l'efficacité (inducteurs enzymatiques sauf pour la Dépakine® et les benzodiazépines)

Post-partum	*Voir item 25*
Diabète	Si bien équilibré et non compliqué → OP indiqués
Lupus	CI des OP et des progestatifs → microprogestatif, DIU ou implant
ATCD de GEU	Éviter les DIU et les microprogestatifs
Obésité/tabagisme	Microprogestatifs

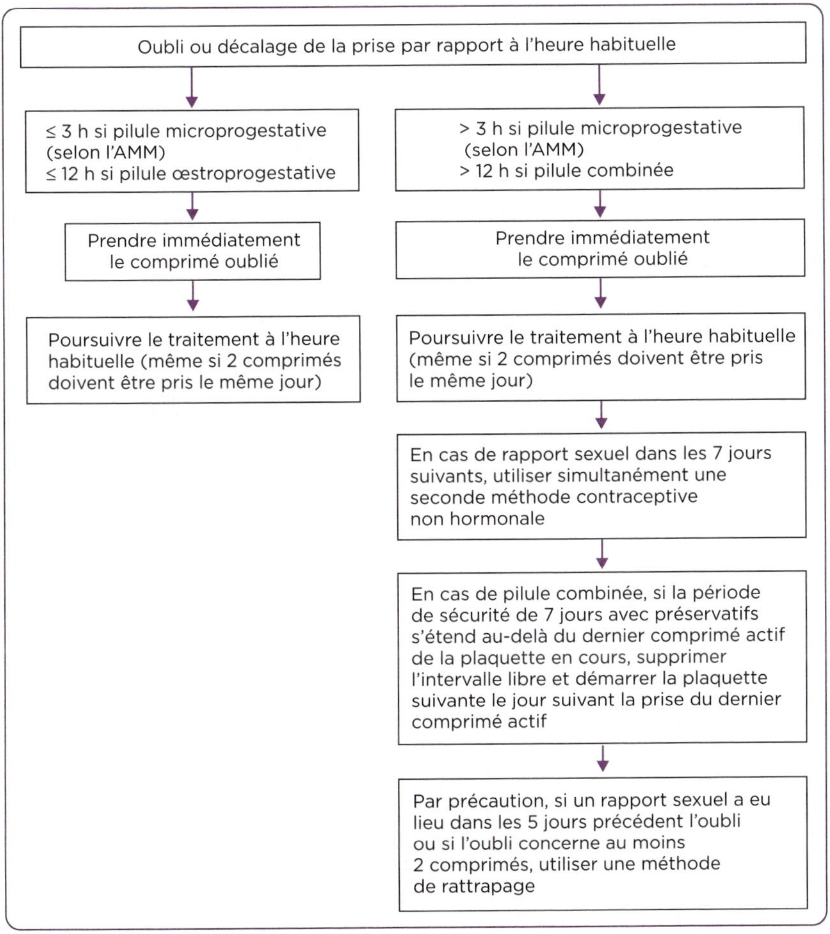

CAT en cas d'oubli de pilule (issue des recommandations)

28

Interruption volontaire de grossesse

Objectifs

- **Préciser les modalités réglementaires**
- **Argumenter les principes des techniques proposées**
- **Préciser les complications et les répercussions de l'interruption volontaire de grossesse**

Recommandations, consensus

- **Agence nationale d'accréditation et d'évaluation en santé (ANAES) (2001) :** Prise en charge de l'interruption volontaire de grossesse jusqu'à 14 SA

CADRE LÉGAL

- **Terme légal : 14 SA**
- Délai de 1 semaine de réflexion entre la demande et l'acte
- Documents légaux :
  - certificat de CS initiale
  - demande d'IVG nominale et signée par la patiente
  - pour les mineures :
    - autorisation légale des parents ou d'un tuteur
    - attestation d'entretien social
- Pratiquée par un médecin agréé
- Dans un centre agréé ou en ambulatoire si conditions remplies
- Droit du médecin de refuser (clause de conscience)
- **Déclaration obligatoire anonyme à la DDASS**

MODALITÉS DE L'IVG

1re CONSULTATION : INFORMATION, ÉCOUTE ET SOUTIEN

- Confirmer la grossesse et la dater : interrogatoire, EC, β-HCG et échographie
- **Information claire et précise** (complétée par des documents écrits) sur :
  - la procédure, les complications et le risque d'échec
  - le choix de l'anesthésie
- **Dépistage des MST et FCV selon le contexte**
- Envisager le mode de contraception ultérieur
- Proposer un entretien social (obligatoire si patiente mineure)
- Soutien, écoute, dossier guide de la DDASS (procédure légale d'IVG, techniques, loi, aides, avantages offerts si décision prise de garder l'enfant, associations, liste des établissements agréés)
- Bilan minimum : **groupe sanguin, Rhésus** et RAI
- ± Prévoir CS d'anesthésie et bilan préopératoire

▸▸ ....
Une semaine de réflexion est obligatoire entre les 2 CS

2e CONSULTATION

- Confirmation par écrit du désir d'IVG
- Vérifier le groupe sanguin → gammaglobulines anti-D si Rhésus -
- Choix de la technique
- Mifépristone si technique médicamenteuse

CONSULTATION POST-IVG

- Vérifier la reprise de la contraception (dès le lendemain de l'IVG)
- Vérifier la vacuité (± cinétique de β-HCG)
- Vaccination contre la rubéole si non réalisée dans l'enfance... pour la prochaine grossesse

LES TECHNIQUES ET LEURS COMPLICATIONS

Pour les deux, prévention de l'allo-immunisation si Rhésus négatif.

TECHNIQUE INSTRUMENTALE : ASPIRATION-CURETAGE

- Hospitalisation en ambulatoire
- Anesthésie : AG ou AL
- Technique :
  - exposition du col à l'aide d'un spéculum et d'une pince de Pozzi
  - dilation du col à l'aide d'une bougie de Hégar
  - aspiration endo-utérine par une canule de Karman
  - vérification de la vacuité par le passage d'une curette mousse
  - recueil des débris ovulaires ± anatomopathologie
  - ± antibioprophylaxie (recommandée si ATCD d'infection génitale haute)

- Complications
  - précoces :
    - liées à l'anesthésie
    - perforations utérines avec risque de péritonite par atteinte digestive
    - hémorragies
  - secondaires :
    - infectieuses : endométrite (J3-J5 +++)
    - échec mais très rare
  - tardives :
    - séquelles infectieuses
    - synéchies endo-utérines pouvant être responsables de stérilité
    - béances cervico-utérines
    - psychiques

→ TECHNIQUE MÉDICAMENTEUSE

- Réalisation pratique :
  - 1re CS avant le 55e j
  - 2e CS à 1 semaine : 3 comprimés de Mifégyne® (RU 486) + antalgiques
  - 3e CS 48 h plus tard : en ambulatoire ou lors d'une courte hospitalisation, 2 cp de misoprostol
  - 4e CS 10 à 12 j plus tard : vérification de l'expulsion du sac
- Contre-indications +++ :
  - IVG médicamenteuses :
    - anomalies de l'hémostase congénitales ou acquises
    - insuffisance rénale ou hépatique
    - asthme sévère non équilibré
    - suspicion de GEU
    - stérilet en place
    - isolement social ou géographique
  - RU 486 : corticothérapie en cours, insuffisance surrénale chronique
  - misoprostol : ATCD de maladie cardiovasculaire, âge ⩾ 35 ans et fumant plus de 10 cigarettes/j

< 7e SA	• Méthode médicale préférée
8e-9e SA	• Méthode médicale • Ou chirurgicale selon désir
10e-12e SA	• Méthode chirurgicale
13e-14e SA IVG tardive	• Méthode chirurgicale • Ou médicale si hospitalisation

Quelle technique choisir ?

- Complications :
  - échec
  - saignements abondants
  - infections
  - troubles cardiovasculaires
  - psychologiques

T° élevée	Hémorragie	Syndrome péritonéal
• Endométrite • Salpingite • Rétention placentaire infectée	• GEU • Rétention placentaire	• Perforation si curetage • Salpingite aiguë

Les complications de l'IVG

INTERRUPTION MÉDICALE DE GROSSESSE (IMG)

- Autorisée si 2 médecins de centre de diagnostic prénatal membres d'une équipe pluridisciplinaire
- Certificat signé par 2 médecins justifiant :
  - que la poursuite de la grossesse met en péril grave la santé de la mère
  - ou qu'il existe une forte probabilité pour que l'enfant à naître soit atteint d'une affection grave et reconnue incurable au moment du diagnostic
- Technique : médicamenteuse, nécessitant souvent une révision utérine ou un curetage pour le placenta

29 Stérilité du couple : conduite de la première consultation

Objectifs

- **Argumenter la démarche médicale et les examens complémentaires de première intention nécessaires au diagnostic et à la recherche étiologique**

DÉFINITIONS

- Infertilité : difficulté pour un couple à avoir des enfants
- Stérilité (primaire) : impossibilité pour un couple d'obtenir des enfants
- Stérilité secondaire : femme non féconde après une ou plusieurs grossesses quelle qu'en soit l'issue (fausse couche, GEU)

▶▶ ·······
Indication de réalisation d'un bilan : 18 mois à 2 ans de rapports sexuels réguliers sans contraception

ÉTIOLOGIES

- **Temps +++ :** couple venant consulter trop tôt
- Fréquence des rapports sexuels
- Féminines :
  - troubles de l'ovulation : SOPK, causes endocriniennes
  - atteinte des voies génitales avec troubles de la migration des spermatozoïdes, de la fécondation ou de la nidation : synéchie utérine, endométriose, hydrosalpinx…
  - trouble de la réceptivité du sperme : atteinte de la glaire
- Masculines :
  - azoospermie, oligoasthénospermie :
    - origine mécanique : troubles de l'éjaculation ; varicocèle ; anomalies des voies excrétrices congénitales ou acquises (gonococcie, tuberculose)
    - origine hormonale : basses = testiculaires : congénitales (cryptorchidie) ou acquises (orchite, chimiothérapie) ; hautes = adénome hypophysaire, idiopathique
  - troubles de l'érection
- Idiopathique dans 10 % des cas

BILAN DU COUPLE

- Interrogatoire :
  - âge
  - métiers
  - intoxications (**tabac**, alcool, médicaments...)
  - poids, taille, calcul de l'IMC
  - ATCD médicochirurgicaux
  - sexualité :
    - arrêt de la contraception
    - nombre de rapports/semaine
    - désir d'enfants depuis ?
    - stérilité Ir ou IIr ?
- Test d'interaction :
  - test de Hühner : test postcoïtal
  - test de pénétration croisée (recherche d'Ac antispermatozoïdes)
- Étude des caryotypes en dernier recours

BILAN FÉMININ

Deux grandes causes se dégagent :

	CAUSES OVULATOIRES	ANOMALIES DES VOIES GÉNITALES
Examen clinique	Cycles : durée, intervalle IMC Profil morphologique Seins : gynécomastie, galactorrhée Thyroïde : goitre, nodules	ATCD d'infection génitale, d'IVG, de péritonite, de chirurgie pelvienne ou digestive Trouble des règles : synéchie, orifice cervical EC : aspect du col, malformations
Bilan	Courbe de T° : • liée à la progestérone • plateau au 12ᵉ-14ᵉ j du cycle, signe de l'ovulation • décalage (-) = anovulation Bilan hormonal : • FSH, LH, œstradiol en 1ʳᵉ partie de cycle • ±TSH et prolactine Échographie • taille des ovaires • nombre de follicules • aspect du stroma ovarien • pathologies associées	Hystérosalpingographie : • β-HCG avant • en 1ʳᵉ partie de cycle • visualise la cavité utérine, objective la perméabilité tubaire, analyse la diffusion péritonéale Échographie : recherche de fibrome, d'hydrosalpinx, de KO • Prélèvement bactériologique : recherche de *Chlamydia* et de mycoplasme 2ᵉ intention : cœlioscopie et hystéroscopie

BILAN MASCULIN

- Interrogatoire :
  - ATCD de cryptorchidie, d'opération génitale, d'IST
  - FDR : professionnel, iatrogène

- morphotype
- EC : gynécomastie, pilosité, inspection et palpation des organes génitaux externes
- toucher rectal

• Examens complémentaires :
- spermocytogramme et spermogramme : volume, numération et mobilité des spermatozoïdes, recherche d'atypies, biochimie du sperme
- test de migration/survie des spermatozoïdes
- examen bactériologique du sperme
- ± dosages hormonaux : FSH, LH, testostérone
- échographie : testicules, prostate

■ CONCLUSION DU BILAN

Trois options :

• pas d'étiologie retrouvée
• troubles nécessitant une PEC étiologique
• troubles nécessitant une PEC par aide médical à la procréation (AMP)

30

Assistance médicale à la procréation : principaux aspects biologiques, médicaux et éthiques

Objectifs

- **Argumenter la démarche médicale et expliquer les principes de l'assistance médicale à la procréation**

LÉGISLATION

- Réalisation dans un centre spécialisé
- Couples hétérosexuels infertiles vivants, en âge de procréer, mariés ou vivant ensemble depuis au moins 2 ans
- **Après bilan complet d'infertilité**
- Consentant préalablement au transfert des embryons ou à l'insémination (loi du 29 juillet 1994)

OBJECTIFS

- Remédier à l'infertilité
- Éviter la transmission de la maladie (diagnostic préimplantatoire, couple sérodiscordant pour le VIH)

BILAN PRÉPROCRÉATION MÉDICALE ASSISTÉE

- **Sérologies** HIV, HBV, HCV, TPHA-VDRL, *Chlamydia*
- Femme : sérologie rubéole, toxoplasmose, groupe, Rh, RAI
- Homme : spermoculture, caryotype chez l'homme en cas d'ICSI
- Bilan d'infertilité

MÉTHODES

→ INDUCTION SIMPLE

▶▶ ·······
Hors cadre législatif

- Permet l'ovulation après recrutement de 1 ou 2 follicules
- Synchronisation de la rencontre des gamètes
- Technique :
  - stimulation ovarienne monofolliculaire :
    - blocage axe hypothalamohypophysaire : analogue LH-RH
    - stimulation de la folliculogenèse : FSH recombinante (gonadotrophines, Clomid®)
  - monitorage échographique et ovarien :
    - écho folliculaire voie endovaginale
    - ± dosages plasmatique E2 et LH

→ INSÉMINATION INTRA-UTÉRINE

- Technique :
  - avec le sperme du conjoint (IAC) ou avec celui d'un donneur (IAD)
  - taux de réussite : 12 % par insémination
  - stimulation ovarienne + monitorage
  - injection de 1 mL de sperme préparé dans la cavité utérine

▶▶ ·······
Si azoospermie sécrétoire → biopsie testiculaire pour recueil de spermatozoïdes

- Indications : réalisée en 1re intention chez couple infertile depuis 2 ans après bilan complet :
  - altération de glaire cervicale
  - altérations modérées du sperme
  - infertilité inexpliquée
- Diagnostic et surveillance de la grossesse :
  - α-HCG à J14
  - écho à 6 SA : contrôle de la réussite du geste par vision d'une grossesse intra-utérine évolutive

→ FÉCONDATION *IN VITRO*

- Indications :
  - échec IIU
  - infertilité féminine d'origine tubaire, endométriose
  - infertilité d'origine masculine par anomalies sévères du sperme : oligospermie sévère ou azoospermie excrétoire
- Technique :
  - stimulation ovarienne multifolliculaire
  - monitorage échographique et ovarien
  - déclenchement ovulation : HCG
  - recueil et préparation des gamètes : spermatozoïdes, ponction ovocytaire
  - « FIV » : 3 jours à l'étuve
  - transfert de 1 à 2 embryons (évite les grossesses multiples)

- Diagnostic et surveillance grossesse :
  - α-HCG à J14
  - écho à 6 SA
- Résultats : 15-20 % de grossesses par ponction
- Cas particulier : FIV avec don d'ovocytes (recueil pratiqué chez une femme donneuse volontaire et anonyme)

→ ICSI (INTRACYTOPLASMIC SPERM INJECTION)

- Définition : injection d'un spermatozoïde directement dans le cytoplasme ovocytaire court-circuitant les étapes de la fécondation pendant lesquelles le spermatozoïde traverse les différentes « couches » de l'ovocyte
- Indications :
  - oligoasthénospermie majeure
  - azoospermie sécrétoire et excrétoire
  - échec de la fécondation lors de la FIV
- **Caryotype sanguin paternel obligatoire** avant ICSI à la recherche d'une mutation CFTR
- Résultats : 25-30 % de grossesse par tentative
- Technique :
  - stimulation ovarienne multifolliculaire
  - monitorage échographique et ovarien
  - déclenchement ovulation : HCG
  - recueil et préparation gamètes : ponction épidydimaire ou biopsie testiculaire, ponction ovocytaire
  - micro-injection et culture embryonnaire : spermatozoïde placé dans l'ovocyte
  - transfert 1 à 2 embryons (évite grossesses multiples)
- Diagnostic et surveillance de la grossesse :
  - β-HCG à J14
  - écho à 6 SA
- Technique qui soulève des problèmes éthiques :
  - risque de transmission de l'infertilité d'un homme à son fils
  - risque de transmettre des anomalies chromosomiques ou des pathologies liées à l'infertilité

■ COMPLICATIONS

- **Syndrome d'hyperstimulation ovarienne :**
  - physiopathologie : hyperœstrogénie massive
  - diagnostic positif : ascite, hyponatrémie
  - complications : accidents thrombotiques artériels et veineux, torsion annexe
  - traitement : anticoagulation préventive, ± ponction d'ascite
- GEU
- FCS
- Grossesses multiples +++
- Psychologiques

DON DE GAMÈTES

Loi de bioéthique de 1994
- Gratuité
- Anonymat
- Consentement écrit du couple
- Examens obligatoires :
  - VIH 1-2, VHB, VHC, TPHA-VDRL, CMV
  - bactériologie sperme
- Conditions : $<$ 45 ans, père d'au moins 1 enfant, accord de l'époux(se)

DON D'EMBRYONS

- Dans le cadre d'un projet parental
- Expérimentation interdite (loi du 29 juillet 1994)
- Conservation 5 ans

55 Ménopause

Objectifs

- **Diagnostiquer la ménopause et ses conséquences pathologiques**
- **Argumenter l'attitude thérapeutique et planifier le suivi d'une femme ménopausée**

Recommandations, consensus

- **Haute Autorité de Santé (2005) :** Intérêt des dosages hormonaux de FSH et LH chez les femmes à partir de 45 ans
- **Haute Autorité de Santé (2004) :** Les traitements hormonaux substitutifs de la ménopause

Pour l'andropause, voir le titre *Néphrologie - Urologie*.

DÉFINITION

- Disparition définitive du cycle menstruel secondaire à un épuisement du capital folliculaire ovarien
- **Survient entre 45 et 55 ans**
- Âge moyen en France : 52 ans

CIRCONSTANCES DIAGNOSTIQUES

Diagnostic = clinique

- Périménopause : précède la ménopause :
  - perturbation du cycle : hypoménorrhée ou, au contraire, ménorragie, spanioménorrhées
  - apparition de métrorragies prémenstruelles
  - syndrome prémenstruel

- Ménopause :
  - **aménorrhée secondaire** (définitive, durant plus de 12 mois en théorie) chez une femme de 50 ans environ
  - associée à un **syndrome climatérique** :
    - bouffées de chaleur
    - prise de poids
    - troubles neuropsychiques : céphalées, asthénie, insomnie, dépression
    - troubles sexuels avec baisse de la libido

CONDUITE À TENIR CLINIQUE ET PARACLINIQUE

INTERROGATOIRE

- Âge, ATCD
- Recherche de CI au THS
- Date des dernières règles
- Recherche des SF du syndrome climatérique et de leur tolérance

EXAMEN PHYSIQUE

- Pression artérielle
- Poids
- Palpation mammaire bilatérale
- Examen général et gynécologique complet

EXAMEN PARACLINIQUE

- Confirmation du diagnostic :
  - indications : difficultés pour diagnostiquer l'aménorrhée (hystérectomie), tableau incomplet ou survenant à un âge inhabituel
  - résultats : FSH : > 30 UI/l et E2 (œstradiol) < 30 pg/L
- **Évaluer les risques et les bénéfices du traitement éventuel :**
  - biologique : cholestérol, triglycérides, glycémie
  - **mammographie** (si non réalisée depuis moins de 2 ans)
  - **frottis cervico-utérin** à faire si non réalisé depuis 3 ans
  - densitométrie minérale osseuse devant indication :
    - ATCD de fracture vertébrale ou de fracture périphérique sans traumatisme majeur
    - ATCD dans les parents du 1er degré de fracture du col du fémur
    - IMC < 19 kg/m^2
    - âge < 40 ans
    - prise de corticoïdes pendant plus de 3 mois à une dose $\geqslant 7,5$ mg/j de prednisone ou équivalent

CONSÉQUENCES À LONG TERME

État général	Bouffées de chaleur, prise de poids
Cutané	Amincissement et fragilité
Poils/cheveux	Pilosité androgénique, cheveux cassants
Système cardiovasculaire	**FDR +++ d'accident cardiovasculaire** par carence œstroprogestative, modification du métabolisme lipidique et modifications des facteurs de coagulation (facteur VII, fibrinogène)
Fonction urinaire	Incontinence urinaire d'effort
Vulvovaginal	Atrophie Sécheresse des muqueuses Acidification → infection
Utérus	Atrophie de l'endomètre et de l'utérus
Seins	Involution adipeuse
Osseux	**Ostéoporose** par découplage entre l'ostéolyse persistante et la diminution de l'ostéoformation par carence œstrogénique
Psychologiques	Altération des fonctions cognitives Troubles de l'humeur Insomnie

TRAITEMENT D'UNE FEMME MÉNOPAUSÉE

→ TRAITEMENT HORMONAL SUBSTITUTIF

- Indications :
  - proposé à toute femme présentant un syndrome climatérique
  - après une information précise et adaptée sur les avantages, les inconvénients et les risques éventuels (balance bénéfices/risques)
  - sur une **durée maximale de 5 ans** avec évaluation tous les ans de la balance bénéfices/risques
- **Bilan préthérapeutique :**
  - EC complet, notamment mammaire
  - biologique : bilan lipidique + glycémie
  - FCV
  - mammographie bilatérale
- **CI absolues :**
  - cancer du sein
  - maladies thromboemboliques : ATCD de phlébite profonde inexpliquée, d'embolie pulmonaire
  - lupus
  - tumeur hypophysaire
  - porphyrie

- affections hépatiques graves et évolutives
- hyperlipidémie sévère
- HTA grave
- relatives : diabète, ATCD familiaux de cancer du sein, mastopathies, fibrome, endométriose

• Modalités :
  - molécules :
    - œstrogènes : voie orale (17-β-œstradiol) ou transcutanée (gel, patch)
    - progestérone naturelle ou de synthèse
  - schéma d'administration : selon le désir de conservation d'un cycle :
    - en continu : association de l'œstrogène et du progestatif en continu
    - en séquentiel : œstrogène (J1 à J25/mois) puis prise du progestatif (J14 à J25)

• Bénéfices attendus :
  - prévention ou traitement des complications à court et moyen termes : bouffées de chaleur, atrophie vaginale, troubles de l'humeur, troubles de la trophicité vaginale
  - prévention des complications à long terme :
    - ostéoporose : diminution de 50 % des fractures ostéoporotiques (rachis)
    - diminution du risque cardiovasculaire
    - troubles cognitifs : diminution de l'incidence de la maladie d'Alzheimer
    - diminution du cancer du côlon

• Deux principales complications :
  - maladies thromboemboliques : RR = 2 à 4
  - cancers hormonodépendants :
    - cancer du sein : augmentation du risque de cancer du sein de 2,3 % par an chez des femmes sous THS
    - cancer de l'endomètre mais l'adjonction d'un progestatif empêche toute prolifération intempestive de la muqueuse utérine → PAS de traitement œstrogénique seul

• Surveillance :
  - de l'efficacité :
    - surdosage = syndrome prémenstruel
    - sous-dosage = syndrome climatérique
    - réévaluation annuelle de la balance bénéfices/risques
  - de la tolérance : bilan biologique/6 mois à 1 an + surveillance comme toute femme ménopausée

→ ALTERNATIVES OU COMPLÉMENT AU THS

• Bouffées de chaleur :
  - tibulone (stéroïde)
  - phyto-œstrogènes
  - inhibiteurs de la recapture de la sérotonine, voire des neuroleptiques (gabapentine)

• Dyspareunies :
  - Colpotrophine®
  - lubrifiants vaginaux

- Ostéoporose :
  - SERM *(Selective Estrogen Receptor Modulators)* = raloxifène
  - bisphosphonates
  - et, bien sûr, activité physique et supplémentation calcique et ± en vitamine D

▶▶ ....
Information claire sur les conséquences de la ménopause et sur le THS

SURVEILLANCE D'UNE FEMME MÉNOPAUSÉE

- Examen gynécologique et mammaire tous les ans
- Mammographie/2 ans
- FCV/3 ans
- DMO à rediscuter 3 ans plus tard

88

Infections génitales de la femme. Leucorrhées

Objectifs

- **Diagnostiquer une infection génitale de la femme**
- **Argumenter l'attitude thérapeutique et planifier le suivi de la patiente**

LEUCORRHÉES

DÉFINITION

Écoulement non sanglant provenant de l'appareil génital.

CONDUITE À TENIR

- Interrogatoire :
  - caractéristiques : abondance, aspect, odeur, variations au cours du cycle
  - SF d'accompagnement : brûlure, prurit, fièvre, métrorragies, douleurs pelviennes, SFU
  - circonstances de survenue :
    - changement de partenaire récent
    - grossesse
    - postantibiothérapie
    - geste invasif endo-utérin
    - terrain favorisant : ID, diabète
  - SC chez le partenaire
- Examen physique :
  - constantes, BU
  - inspection de la vulve : rougeur, lésion de grattage, vésicules
  - examen au spéculum :
    - aspect des leucorrhées
    - aspect de la glaire cervicale
    - examen du col (cervicite)
    - prélèvements bactériologiques
  - TV : douleur à la mobilisation utérine
  - examen au microscope direct
  - test à la potasse (sniff-test)

- Examens complémentaires :
  - indications : SC atypiques, SC chez le partenaire, suspicion d'infection haute, échec du traitement médical
  - bilan :
    - bactériologie standard + recherche de *Chlamydia*, de gonocoque et de mycoplasme
    - mycogramme

LEUCORRHÉES PHYSIOLOGIQUES

- **Physiologie :**
  - **sécrétion au niveau cervical par les cellules de l'endocol = glaire**
  - **desquamation vaginale**
- **Aspect : blanche, indolore, variation durant le cycle, pas d'autre signe associé**
- **Prélèvement vaginal : flore de Döderlein, pas de polynucléaires**

→ LEUCORRHÉES PATHOLOGIQUES

Étiologies

- Infectieuses basses : ± IST
- Néoplasiques cervicovaginales
- Atteinte du haut appareil génital : endométrite, salpingite, cancer de l'endomètre

Candida albicans *(Vulvovaginite)*

- Facteurs de risque :
  - modifications hormonales : grossesse, ménopause
  - pathologies générales : diabète, ID
  - iatrogènes : antibiotiques, pilule œstroprogestative, corticothérapie
  - hygiène locale inadaptée
- Symptômes principaux : prurit et brûlure vulvaire
- **Leucorrhée : blanchâtre, grumeleuse (aspect de lait caillé), indolore**
- Autres signes : vulvovaginite, SFU, lésions de grattage
- Examen au microscope : filaments mycéliens
- Traitement :
  - antifongique local : ovule antifongique + pommade vulvaire antifongique
  - mesures associées :
    - savon alcalin ou neutre : toilette de confort
    - lutte contre les FDR
    - pas de traitement systématique du partenaire
  - si mycose récidivante :
    - traitement du partenaire : pommade antifongique au niveau du sillon balanopréputial pendant 10 jours
    - décontamination digestive par antifongique de contact
    - traitement systématique minute par voie orale

Liées à une IST

Attention : bilan IST de la patiente et du partenaire + rapports protégés jusqu'à la fin du traitement

- *Trichomonas vaginalis* :
  - germe : parasite bon marqueur d'IST
  - **leucorrhées : verdâtres, mousseuses, spumeuses, abondantes et nauséabondes (odeur de plâtre frais)**
  - spéculum : vagin rouge, col framboisé
  - autres SF : prurit variable, SFU, brûlures lors des rapports sexuels
  - examen direct au microscope optique : présence de polynucléaires et du protozoaire flagellé et mobile
  - **traitement = des deux partenaires +++, au choix :**
    - traitement unique de 2 g de métronidazole (Flagyl®)
    - traitement de 10 jours de 500 mg en 2 prises quotidiennes de métronidazole
    - traitement local prolongé pendant 15 jours de métronidazole (Flagyl®) ovule
- *Gonocoque et Chlamydiae : cervicite à risque d'extension +++ vers le haut appareil*
  - gonocoque :
    - leucorrhées jaunes ou verdâtres, purulentes
    - spéculum : cervicite avec glaire purulente
    - parois vaginales rouges, saignant au contact
    - diagnostic et PEC : *voir item 95, titre* Maladies infectieuses - Dermatologie
  - *Chlamydiae trachomatis* :
    - leucorrhées retrouvées banales, jaunâtres, parfois accompagnées d'une urétrite ou d'une endocervicite
    - diagnostic et PEC : *voir item 95, titre* Maladies infectieuses - Dermatologie

Gardnerella vaginalis *(Vaginose bactérienne)*

- Germe : bacille Gram négatif
- Considéré comme hôte normal de la flore vaginale mais peut devenir pathogène
- **Leucorrhée : abondante, grisâtre, nauséabonde +++ (poisson pourri)**
- Diagnostic positif : test à la potasse (sniff-test)
- Traitement justifié du fait de l'inconfort :
  - soit un traitement monodose par métronidazole (Flagyl®) 2 g
  - soit un traitement associant amoxicilline (Clamoxyl®) 2 g/j pendant 7 jours et métronidazole (Flagyl®) ovule pendant 7 jours

Germes banals

- Leucorrhée non spécifique, gênant par son abondance, sa couleur et sa persistance
- Signes d'irritation locale avec brûlures
- Leur survenue est plus fréquente avant la puberté et après la ménopause non substituée en raison de l'absence de flore de Döderlein
- Germes retrouvés : streptocoque B, staphylocoque, colibacilles, *Proteus*
- Traitements = produits locaux : Polygynax®, Amphocycline®, Colposeptine® en ovule + rétablissement de l'écosystème et de la flore de Döderlein

Orientation diagnostique devant des leucorrhées

	LEUCORRHÉE PHYSIOLOGIQUE	LEUCORRHÉE PATHOLOGIQUE
Variations au cours du cycle	Oui Maximale en préovulatoire	Non
Leucorrhée	Blanche ou transparente Inodore	Aspect anormal
SF associés	Aucun	Oui : SFU, douleur, prurit vulvaire, dyspareunie
PV	Pas de germes Flore de Döderlein abondante Pas ou peu de polynucléaires	Nombreux polynucléaires altérés Agent pathogène Flore absente
SC chez le partenaire	Aucun	Oui

	CANDIDA	PYOGÈNES	TRICHOMONAS	GARDNERELLA
Leucorrhées	Blanches, caséeuses	Purulentes	Vertes, spumeuses	Peu abondantes
Signes locaux	Prurit	Brûlures	Prurit Brûlures	
Autres SF	Vulvite Anite SFU		Urétrite Odorantes	Odeur +++
FDR	Oui		IST	

SALPINGITES

PHYSIOPATHOLOGIE

- Infection par voie ascendante et par transmission sexuelle ou par gestes invasifs endo-utérins
- Germes retrouvés :
  - ceux responsables des MST :
    - *Chlamydiae trachomatis* (60 %)
    - *Neisseria gonorrhoeae* (5-10 %)
    - *Mycoplasma hominis* et *Ureaplasma urealyticum* (5 à 20 %)
  - les germes pathogènes opportunistes :
    - streptocoques, staphylocoques, entérocoques, entérobactéries (*E. coli* +++)
    - et plus rarement : tuberculose, bilharziose

FACTEURS DE RISQUE

- Femme jeune
- Notion de partenaires multiples
- Premiers rapports sexuels précoces

- ATCD d'IST ou salpingite
- Urétrite chez le partenaire
- Bas niveau socio-économique
- Notion de gestes endo-utérins
- DIU en place

→ DIAGNOSTIC CLINIQUE

- Interrogatoire :
  - recherche de FDR
  - mode de contraception
  - SF : douleurs pelviennes, leucorrhées, métrorragies, SFU
- Signes généraux : syndrome infectieux, signes de choc septique
- Signes abdominaux :
  - douleur hypogastrique avec ± défense
  - douleur de l'hypochondre droit = **syndrome de Fitz-Hugh-Curtis** (péri-hépatite mimant une cholécystite aiguë)
- Examen gynécologique :
  - spéculum : **leucorrhée** purulente et nauséabonde, cervicite, MTR
  - TV : **douleur à la mobilisation utérine +++**, empâtement des culs-de-sac vaginaux

→ DIAGNOSTIC PARACLINIQUE

- 1 = éliminer une grossesse : **β-HCG**
- 2 = confirmer le diagnostic :
  - bilan biologique : syndrome inflammatoire + bilan préopératoire + bilan hépatique
  - bilan bactériologique :
    - hémocultures
    - ECBU
    - PV, prélèvement de l'endocol
  - échographie :
    - pyosalpinx : masse latéro-utérine
    - épanchement dans le cul-de-sac de Douglas
  - **examen de référence = cœlioscopie** à visée diagnostique, pronostique et thérapeutique
- **3 = bilan IST chez la patiente + chez le partenaire ++++ :**
  - dépistage par un prélèvement urétral à la recherche de gonocoques
  - amplification génique par PCR sur premier jet d'urine pour *C. trachomatis*
  - sérologie VIH 1 et 2 après accord du patient
  - VHB
  - syphilis

→ COMPLICATIONS

- Deux principales : **stérilité tubaire + risque de GEU**
- Aiguës : abcès, pelvipéritonite ?
- Tardives :
  - récidive, chronicité, algies pelviennes chroniques
  - stérilité : phimosis tubaire, obstruction tubaire avec hydrosalpinx
- **Critère de guérison = grossesse intra-utérine**

→ DIAGNOSTIC DIFFÉRENTIEL

- Appendicite aiguë pelvienne
- Infection urinaire haute ou basse
- Grossesse extra-utérine +++
- Autres algies pelviennes : torsion d'annexe, endométriose...
- Pathologie hépatobiliaire ou gastrite évoquée en cas de périhépatite
- Sigmoïdite diverticulaire

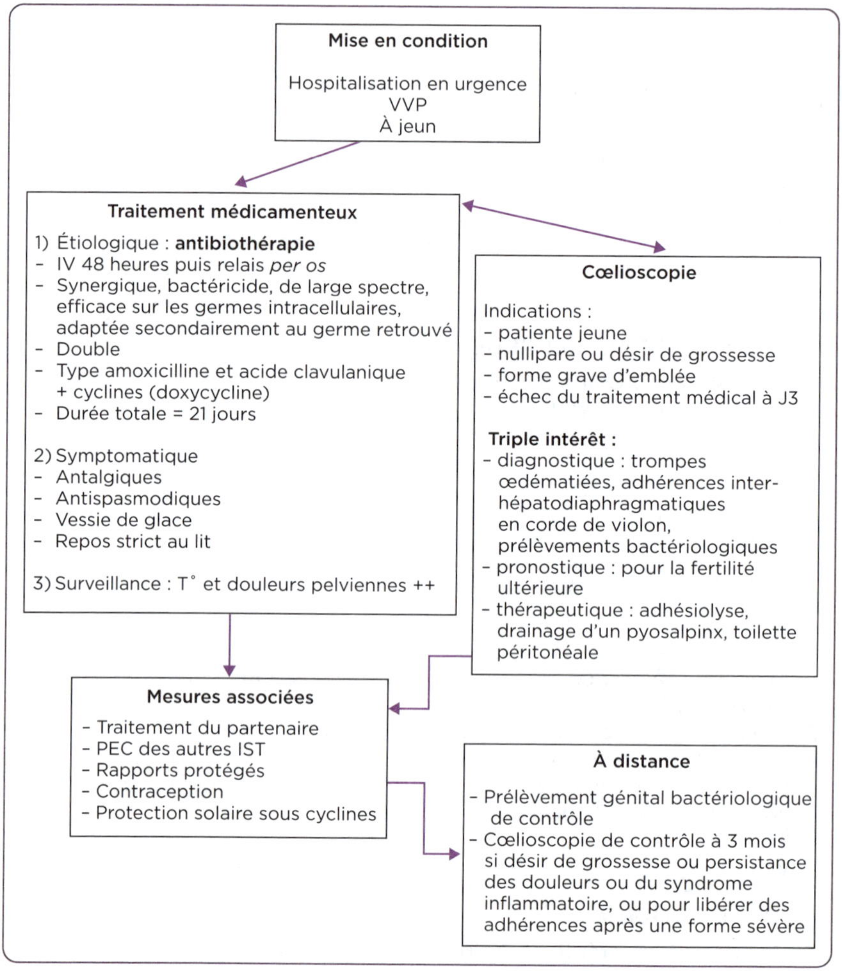

CAT devant une salpingite

147 Tumeurs du col utérin, tumeur du corps utérin

Objectifs

- **Diagnostiquer une tumeur du col utérin et du corps utérin**

Recommandations, consensus

- **Haute Autorité de Santé (2007) :** Quelle place pour le vaccin papillomavirus dans la prévention du cancer du col ?
- **Agence nationale d'accréditation et d'évaluation en santé (ANAES) (2002) :** Conduite à tenir devant une patiente ayant un frottis cervico-utérin anormal

DÉPISTAGE ET PRÉVENTION DU CANCER DU COL UTÉRIN

→ DÉPISTAGE DU CANCER DU COL

Il repose sur le frottis cervico-utérin (FCU) et les 2 techniques en découlant (la colposcopie et la conisation).

Frottis cervico-utérin

- Technique :
  - en dehors des règles, en l'absence d'infection, après la pose d'un spéculum sans lubrifiant
  - par une spatule d'Ayre ou une cytobrosse
  - au niveau de l'exocol et de l'endocol (en prenant bien la zone de jonction)
- Résultats :
  - qualité du prélèvement +++ : présence de cellules glandulaires de l'endocol nécessaire
  - CAT en fonction du résultat : *voir figure* infra
- Indications :
  - dans la 1re année suivant les rapports sexuels
  - puis répéter à 1 an si normal
  - puis tous les 3 ans en l'absence d'anomalies (2 ans en pratique)

Colposcopie

- Technique :
  - examen du col sans préparation
  - badigeonnage de 2 colorants :
    - acide acétique : repérage de la jonction pavimentocylindrique
    - lugol : lésions = iodonégatives
  - biopsie de la zone suspecte
  - schéma daté
- Indications : FCV anormal, recherche d'HPV positive, possibilité d'emblée si résultat ASC-US au FCV

Conisation

- Techniques : anse diathermique, bistouri froid, laser
- Complications :
  - immédiates : hémorragies per et postopératoires
  - secondaires :
    - sténoses cervicales secondaires, dysménorrhée
    - infertilité (sécrétion insuffisante de glaire cervicale)
    - obstétricales : accouchement et rupture des membranes prématurés

Anatomopathologie des lésions : 3 classifications existent (en pratique utilisation de celle de Bethesda)

CLASSIFICATION			ANATOMOPATHOLOGIE
BETHESDA	RICHART	OMS	
Lésions intraépithéliales de bas grade	CIN I	Dysplasies légères	Anomalies cellulaires localisées au tiers inférieur des couches cellulaires
Lésions intraépithéliales de haut grade	CIN II	Dysplasies modérées	Anomalies atteignant les 2/3 profonds de l'épithélium
	CIN III	Dysplasies sévères	Anomalies sur toute la hauteur de l'épithélium Respect de la membrane basale
		Cancer *in situ*	

CONDYLOMES

- Liés aux HPV 6 et 11 → IST
- Diagnostic :
  - Clinique à la colposcopie : végétations ou micropapules
  - frottis : présence de koïlocytes (cellules atteintes par l'HPV)
  - à la biopsie lors de la colposcopie
- Évolution :
  - régression spontanée dans 90 % des cas
  - n'est pas un FDR de cancer du col
  - récidive possible (IST)
  - apparition d'une lésion intraépithéliale de bas grade
- Traitement : anse diathermique, cryothérapie ou laser

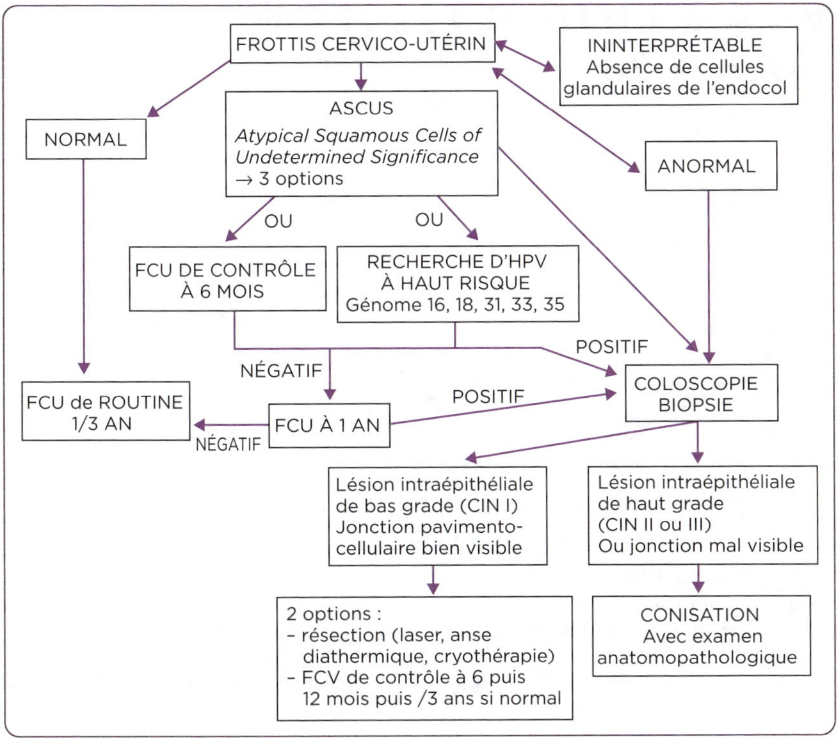

CAT devant un FCU

→ PRÉVENTION DU CANCER DU COL

- **Vaccination :**
  - 2 vaccins :
    - quadrivalent contre HPV 16-18 (haut risque) et 6-11 (bas risque) = Gardasil®
    - bivalent contre HPV 16-18 = Cervarix®
  - schéma : 3 injections IM à 0, 2 et 6 mois
  - indications :
    - jeunes filles entre 12 et 15 ans
    - ou rattrapage dans la 1re année des rapports sexuels

▶▶·······

Attention : ne substitue en rien une surveillance par FCV habituelle

- **Arrêt du tabac**
- **Protection des rapports sexuels**

CANCER DU COL UTÉRIN

→ ÉPIDÉMIOLOGIE

- Incidence :
  - 8/100 000 femmes
  - 6e cancer féminin
  - pic = à 45 ans
- Facteurs de risque :
  - rapports sexuels avant 17 ans
  - partenaires sexuels multiples
  - mariage avant 20 ans
  - plus de 5 enfants et le premier avant 20 ans
  - infections génitales répétées
  - **porteuse d'HPV 16-18, 31-33, 35, 45, 51**
  - **tabac**
  - bas niveau socio-économique
  - femmes immunodéprimées : greffées, VIH +

→ CONDUITE À TENIR DIAGNOSTIQUE

Cancer du col utérin = **carcinome épidermoïde**

- Recherche de FDR
- Signes d'alarme :
  - **métrorragies provoquées** (rapports sexuels, toilette) : perte de sang rouge peu abondante
  - métrorragies postménopausiques (attention tout de même au cancer de l'endomètre)
  - pertes mucopurulentes
  - formes avancées : complications urologiques, douleur pelvienne, épreintes
- Examen clinique :
  - spéculum : différents aspects :
    - normal si cancer micro-invasif
    - tumeur bourgeonnante, friable, saignant au contact
    - ulcération
    - gros col induré
  - toucher vaginal : retrouve la lésion, surtout utile au bilan d'extension

→ BILAN D'EXTENSION ET CLASSIFICATION

<table>
<tr><th>EXAMEN SOUS AG</th><th colspan="2">BILAN COMPLÉMENTAIRE</th></tr>
<tr><td rowspan="4">Au bloc opératoire, sous AG
Objectif : apprécier le volume tumoral, l'extension latérale vers les paramètres, atteinte de la vessie et du rectum
Examen sous valves
TV, TR, toucher bidigital
Échographie endovaginale et rectale ± cystoscopie et rectoscopie
Biopsies des zones suspectes
→ Classification FIGO et schéma daté</td><td>IRM pelvienne</td><td>Examen de référence
Apprécie le volume tumoral et l'extension</td></tr>
<tr><td>Atteinte locorégionale</td><td>Lymphandenectomie par cœlioscopie</td></tr>
<tr><td>Atteinte à distance</td><td>Échographie abdominopelvienne
Radio de thorax</td></tr>
<tr><td>Suivi</td><td>Marqueurs tumoraux : SCC (épidermoïde) et ACE (adénocarcinome)</td></tr>
</table>

FIGO		ATTEINTE
0		Cancer *in situ*
I = réservé au col	IA	IA1 : envahissement minime du stroma > 3 mm de profondeur et < 7 mm de surface IA2 : envahissement > = 3 mm en profondeur mais < 5 mm, < 7 mm en surface
	IB	Lésion dépassant IA2 : IB1 : lésion < 4 cm IB2 : lésion > 4 cm
II = extension au-delà du col sans atteindre les parois pelviennes, sans extension au 1/3 inférieur du vagin		IIA : pas d'atteinte des paramètres IIB : atteinte des paramètres
III = extension à la paroi pelvienne et/ou au 1/3 inférieur du vagin ou responsable d'une hydronéphrose ou d'un rein muet		IIIA : extension au 1/3 inférieur du vagin IIIB : extension à la paroi pelvienne ou rein muet
IV = atteinte des organes de voisinage		IVA : envahissant la vessie et/ou le rectum et/ou au-delà du petit bassin IVB : métastases à distance

→ PRISE EN CHARGE THÉRAPEUTIQUE (HORS PROGRAMME)

Indications thérapeutiques

STADE	THÉRAPEUTIQUE
Cancer *in situ*	Conisation
IA	Hystérectomie ± lymphadénectomie cœlioscopique
IB et IIA < 4 cm	1er temps : curiethérapie 2e temps (6 semaines plus tard) : hystérectomie élargie avec lymphadénectomie 3e temps : radiothérapie si atteinte ganglionnaire
IB et IIA $\geqslant$ 4 cm	1er temps : radiothérapie + curiethérapie 2e temps : chirurgie
IIB et III	Radiothérapie + chimiothérapie + curiethérapie Chirurgie palliative (dérivation urinaire...)
IV	Radiothérapie + chimiothérapie + curiethérapie Chirurgie large (pelvectomie totale) en informant des séquelles +++

Complications du traitement

- Chirurgie :
  - mortalité : 0 à 1,5 % (embolie, infection, hémorragie)
  - fistule urétérovaginale : 1-3 %
  - fistule vésicovaginale : 0-2 %
  - troubles mictionnels : mictions impérieuses, incontinence d'effort
- Radiothérapie :
  - en cours de radiothérapie :
    - irritation vésicale
    - diarrhée (irradiation de l'intestin grêle)

  - tardive entre la 1re et la 3e année :
    - atrésie vaginale
    - rectite radique
    - grêle radique
    - vessie radique
- Chimiothérapie :
  - aplasie fébrile
  - nausées-vomissement
  - insuffisance rénale

Mesures associées

- Surveillance régulière
- PEC à 100 %
- PEC psychologique
- Pas de CI au THS ou à la contraception

■ CANCER DE L'ENDOMÈTRE

→ ÉPIDÉMIOLOGIE

- 8 % des cancers de la femme
- 4 600 nouveaux cas/an, 1 200 décès/an
- Facteurs favorisants :
  - âge
  - hyperœstrogénie :
    - dysovulation, puberté précoce, ménopause tardive, nulliparité
    - obésité
  - ménopause
  - tamoxifène
  - syndrome HNPCC
  - ATCD familiaux de cancer

→ ANATOMOPATHOLOGIE

Cancer hormonodépendant : adénocarcinome glandulaire dans 85 % des cas.

→ DÉPISTAGE CLINIQUE

- Signes fonctionnels :
  - **métrorragie postménopausique**
  - leucorrhées séreuses
  - hématométrie
  - pyométrie
- Examen clinique (peu contributif au diagnostic) :
  - examen général : altération de l'état général
  - **examen mammaire** systématique de dépistage
  - spéculum : MTR d'origine endo-utérine
  - TV : utérus globuleux, mou
  - TR : granulations péritonéales

→ BILAN COMPLÉMENTAIRE

Diagnostic positif

- **Échographie +++ :**
  - épaississement de l'endomètre (⩾ 4 mm si ménopausée), mal limité, hyperéchogène, hétérogène et hypervascularisé
  - image échogène intracavitaire
- Anatomopathologie :
  - prélèvement à l'aveugle : n'a de valeur que si positif, par une brosse (endocyte de Cohen) ou par une biopsie à la pipelle de Cornier
  - **hystéroscopie** diagnostique :
    - apprécie les lésions, l'extension en surface et oriente les prélèvements
    - curetage biopsique

Bilan d'extension

- **Examen clé = IRM :**
  - envahissement du myomètre
  - existence d'ADP pelviennes ou lombo-aortiques
  - envahissement de la vessie, du rectum
  - atteinte urétérale, métastases hépatiques
- Échographie abdominopelvienne : ADP, métastases hépatiques
- ± Examen sous AG, rectoscopie, cystoscopie si indication
- Bilan préopératoire
- **Mammographie bilatérale**

→ FACTEURS PRONOSTIQUES

- Âge
- Opérabilité
- Stade FIGO et facteurs anatomopathologiques

→ PRISE EN CHARGE THÉRAPEUTIQUE SELON LA CLASSIFICATION FIGO

STADE I : LIMITÉ AU CORPS UTÉRIN		
IA	Limité à l'endomètre	Hystérectomie totale + annexectomie bilatérale + prélèvement ganglionnaire
IB	Invasion du myomètre < 50 %	
IC	Invasion du myomètre ⩾ 50 % (ou tumeur peu différencié ou envahissement ganglionnaire)	Hystérectomie totale + annexectomie bilatérale + prélèvement ganglionnaire Radiothérapie externe (RTE) complémentaire
STADE II : LIMITÉ AU COL UTÉRIN		
IIA	Atteinte endocervicale exclusivement glandulaire	Colpohystérectomie + annexectomie bilatérale + lymphadénectomie + Radiothérapie externe + Curiethérapie du fond vaginal
IIB	Atteinte du stroma endocervical	
STADE III : LIMITÉ AU PELVIS		
IIIA	Atteinte de la séreuse et/ou de l'annexe et/ou cytologie péritonéale positive	Chirurgie possible : • chirurgie de réduction volumétrique • puis RTE Chirurgie impossible : • RTE + curiethérapie • hormonothérapie (progestatifs à forte dose)
IIIB	Métastase vaginale	
IIIC	Métastase pelviennes et/ou ganglions para-aortiques	

STADE IV : EXTENSION À DISTANCE		
IVA	Invasion de la vessie et/ou de l'intestin	Pelvectomie + curage pelvien ± lombo-aortique si réalisable puis RTE
IVB	Métastases à distance	Traitement souvent palliatif (hormonothérapie)

→ COMPLICATIONS DU TRAITEMENT

- Terrain : décompensation de tares, MTE
- Chirurgie : MTE, infection, lymphocèle, sténose urétrale, fistules
- RTE : atrésie vaginale, rectite, grêlite
- Sexuel
- Psychologique

→ SURVEILLANCE

- À vie
- EC/6 mois pendant 3 ans puis tous les ans
- Risque de rechute +++ dans les 3 ans
- Dépistage cancer du sein et cancer du côlon
- THS postménopausique à discuter au cas par cas (pas de CI formelle)

153 Tumeurs de l'ovaire

Objectifs

- **Diagnostiquer une tumeur de l'ovaire**

ÉPIDÉMIOLOGIE

- Incidence :
  - 12 cas/100 000 femmes (50/100 000 dans la tranche 55-65 ans)
  - fréquence en augmentation
- Pronostic sombre : taux global de survie à 5 ans < 40 %
- Facteurs de risque mal identifiés :
  - familial : ATCD de cancer de l'ovaire chez des parents du 1er degré
  - personnel : syndrome de Lynch II, association avec un cancer du sein par mutation du gène BRCA 1
  - risque augmenté : nullipares, stériles, âge des premières règles précoce et ménopause tardive, obèses
  - risque diminué si prise de contraception œstroprogestative, ligature de trompes

ANATOMOPATHOLOGIE

TUMEURS ÉPITHÉLIALES COMMUNES (80 %)	
Séreuses +++	Bénin : **cystadénome séreux** Malin : adénocarcinome papillaire séreux
Mucineuses	Cystadénome bénin ou adénocarcinome malin
Endométrioïdes	
Tumeurs de Brenner	Rares (5 %)
Indifférenciés	Aspect polymorphe
TUMEURS GERMINALES	
Dysgerminome ou séminome	Femme jeune
Tératome	Mature et bénin ou immature et malin

TUMEURS DU MÉSENCHYME ET DES CORDONS SEXUELS	
Tumeurs de Sertoli-Leydig	
Gynandroblastome	
Tumeurs granulothécales	De la granulosa, thécomes

Distribution selon l'âge

NATURE	ÂGE
Kyste dermoïde	28 ans
Cystadénome	41 ans
Cancer stade IA	52 ans
Cancer stade > IA	60 ans

CONDUITE À TENIR CLINIQUE

→ INTERROGATOIRE

- Âge
- ATCD et recherche de FDR
- Gynécologique :
  - date des dernières règles, contraception
  - ménopause : date, prise d'un THS
  - suivi gynécologique
- Circonstances de découverte :
  - asymptomatique +++
  - SF génito-urinaires : MTR, douleur, SFU
  - SF digestifs : troubles du transit, ascite
  - signes généraux : AEG, signes masculinisants
  - complications : torsion, compression mécanique, kyste hémorragique, rupture de kyste, infection

→ EXAMEN PHYSIQUE

- Abdominal :
  - ascite, masse palpable
  - TR : infiltration du Douglas
- Toucher vaginal :
  - déviation du col
  - masse latéro-utérine indépendante de l'utérus
  - masse dure, irrégulière, fixée, indolore
- Examen bilatéral des seins
- Syndrome endocrinien :
  - tumeur masculinisante = aménorrhée, atrophie des seins, hirsutisme, augmentation du clitoris
  - féminisante :
    - puberté précoce chez la petite fille
    - dysménorrhée chez la femme en âge de procréer
    - MTR et bonne trophicité des muqueuses chez la femme ménopausée

- Examen général :
  - recherche d'adénopathies
  - *performans status*

CONDUITE À TENIR PARACLINIQUE

→ ÉCHOGRAPHIE

▶▶ ....
Examen clé qui permet de classer les tumeurs selon leurs caractéristiques échographiques

- Kystes fonctionnels ou tumeurs bénignes :
  - paroi mince
  - diamètre < 5 cm
  - pas de végétations
  - résistance vasculaire élevée
- Kystes organiques ou suspects :

TYPE	NATURE	CONTOUR	PAROI	CONTENU
Séreux	Uniloculaire	Net	Fine	Anéchogène
Mucineux	Grande taille	Net	Épaisse	Finement échogène
Dermoïde	Bilatéral (35 %)	Variable	Variable	Très échogène (fragments de dent...)
Endométriosique	± Épaisses		Épaisse	Hématique, échogène, hétérogène

- **Signes de malignité :**
  - masse tissulaire ou contenu hétérogène
  - paroi épaisse
  - aspect multiloculé
  - présence de végétations
  - hypervascularisation au Doppler
  - ascite
  - métastases hépatiques

→ CŒLIOSCOPIE

A un double intérêt :

- diagnostique :
  - confirmation de l'atteinte ovarienne et détermination de la nature de la tumeur (aspect, végétations, taille...)
  - élimination de signes de malignité
  - exploration de la cavité abdominale et pelvienne, du mésentère
  - réalisation d'une cytologie péritonéale
- thérapeutique

→ BILAN EN CAS DE MALIGNITÉ

- **Marqueurs tumoraux :** ACE, CA 125, C1 19-9, α-fœtoprotéine et β-HCG
- **IRM pelvienne +++ :** caractéristiques de la masse, extension locorégionale

- Extension à distance : scanner abdominopelvien :
  - atteinte colique
  - métastases hépatiques
  - syndrome de Krukenberg : atteinte gastrique

COMPLICATIONS

→ TORSION

▶▶·······
Urgence diagnostique et thérapeutique

- Tableau :
  - début brutal chez une femme en bonne santé
  - douleurs abdominopelviennes vives, intolérables
  - nausées, vomissements
  - possible état de choc
- Examen physique :
  - pas de température
  - pas de contracture vraie abdominale
  - TV : masse latéro-utérine très douloureuse et fixée
- Échographie :
  - kyste pouvant revêtir tous les aspects (plus fréquents avec les dermoïdes)
  - œdème périphérique
  - Doppler (-)
- Thérapeutique : **cœlioscopie en urgence**

→ COMPRESSION

- Vessie : troubles mictionnels, rétention aiguë d'urines
- Uretères : hydronéphrose
- Rectum : épreintes, occlusion
- Vaisseaux iliaques : troubles circulatoires

→ KYSTE HÉMORRAGIQUE

- Tableau :
  - douleur rapide localisée
  - cul-de-sac douloureux
  - épanchement péritonéal → **éliminer une GEU**
- Thérapeutique :
  - repos ± hospitalisation pour surveillance
  - antalgiques
  - contrôle à 1 mois

→ RUPTURE DE KYSTE

- Tableau de péritonite aiguë : douleur brutale et vive, contracture généralisée
- Possibles signes de choc

→ INFECTION

- Tableau de pyosalpinx (fièvre, AEG, polynucléose)
- Échographie : image kystique à contenu ± échogène
- Thérapeutique : chirurgie sous couvert d'antibiothérapie

CONDUITE À TENIR THÉRAPEUTIQUE

▶▶ ....

Attention : **jamais de ponction** du kyste au moindre doute de tumeur maligne ou borderline, de kyste dermoïde ou mucineux

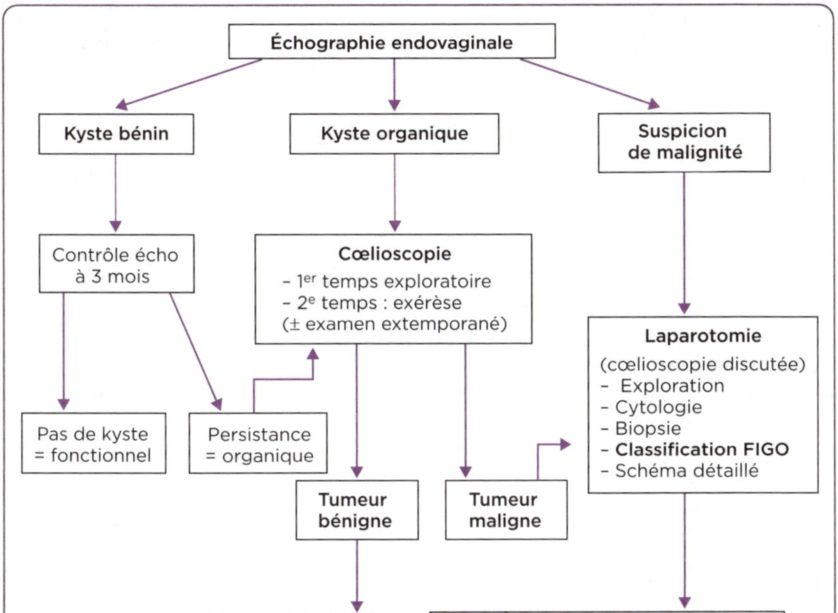

FIGO	
IA	Hystérectomie totale Annexectomie bilatérale Exploration de la cavité abdominale
IB-IIB	Même chirurgie + chimiothérapie (Taxol® + cisplatine)
IIC-III	Chirurgie de réduction maximale + 6 cures de chimiothérapie ± chirurgie de second look
IV	Chirurgie ou chimiothérapie première

CAT devant une tumeur de l'ovaire

FIGO = classification peropératoire

STADE I : TUMEUR LIMITÉE AUX OVAIRES	
IA	Tumeur limitée à 1 seul ovaire avec capsule intacte
IB	Tumeur des 2 ovaires avec capsules intactes
IC	Rupture capsulaire, ou végétation(s) tumorale(s) à la surface ovarienne, ou cytologie du liquide d'ascite ou de lavage péritonéal positif
STADE II : TUMEUR ÉTENDUE AU PELVIS	
IIA	Extension à l'utérus et/ou aux trompes
IIB	Extension aux autres organes pelviens
IIC	Extension pelvienne avec cytologie du liquide d'ascite ou de lavage péritonéal positif
STADE III : MÉTASTASES PÉRITONÉALES AU-DELÀ DU PELVIS ET/OU ADÉNOPATHIES MÉTASTATIQUES RÉGIONALES	
IIIA	Métastases péritonéales microscopiques
IIIB	Métastases macroscopiques $\leqslant$ 2 cm
IIIC	Métastases macroscopiques > 2 cm et/ou adénopathies métastatiques régionales
STADE IV : MÉTASTASES À DISTANCE	

Les temps chirurgicaux sont consensuels :

- laparotomie médiane large
- examen clinique puis extemporané de l'annexe suspecte
- inventaire lésionnel avec **classification FIGO (notés dans le compte-rendu opératoire)**
- hystérectomie totale avec annexectomie bilatérale, **omentectomie**
- lymphadénectomie iliaque et para-aortique
- exérèse de toute lésion visible résécable, parfois au prix d'une segmentectomie digestive
- lavage péritonéal avec analyse cytologique du liquide
- biopsies péritonéales à l'aveugle en l'absence de carcinose visible
- bilan des masses résiduelles laissées en place
- **schéma daté et signé**

PRONOSTIC

Le pronostic est fonction du stade FIGO :

STADE	SURVIE À 5 ANS
Stade I	75 %
Stade II	50 %
Stade III	20 %
Stade IV	5 %

SURVEILLANCE

- Rythme : tous les 4 mois pendant 2 ans puis tous les 6 mois pendant 2 ans puis 1/an
- EC + marqueurs tumoraux + scanner abdominopelvien

159

Tumeurs du sein

Objectifs

- **Diagnostiquer une tumeur du sein**
- **Argumenter l'attitude thérapeutique et planifier le suivi du patient**

Recommandations, consensus

- **Haute Autorité de Santé (2004) :** Dépistage du cancer du sein en médecine générale
- **Haute Autorité de Santé (2002) :** Classification en six catégories des images mammographiques en fonction du degré de suspicion de leur caractère pathologique – Correspondance avec le système BIRADS de l'American College of Radiology (ACR)
- **Haute Autorité de Santé (2002) :** Technique du ganglion sentinelle dans le cancer du sein – Rapport d'étape
- **Conférence de Saint-Vincent-de-Paul (2008), actualisée chaque année**

EPIDÉMIOLOGIE

→ INCIDENCE

- **1er cancer chez la femme**
- 1 femme/6 après 35 ans aura un cancer du sein
- Incidence = 88,9 cas/100 000 femmes, soit 42 000 nouveaux cas par an

→ FACTEURS DE RISQUE

- Âge
- ATCD :
  - familiaux : cancer du sein et cancer de l'ovaire
  - personnels :
    - pathologie du sein : maladie fibrokystique, mastopathie hyperplasique, cancer du sein
    - radiation au niveau mammaire
    - cancer de l'ovaire, syndrome HNPC, mutation BRCA 1 ou 2

- Hyperœstrogénie relative :
  - obésité
  - puberté précoce, ménopause tardive
  - nullipare ou primipare âgée (≥ 35 ans)
  - absence d'allaitement maternel
  - prise du THS ≥ 5 ans
- Environnementaux : haut niveau socio-économique

DÉPISTAGE DU CANCER DU SEIN

- Plusieurs axes de dépistage :
  - information large de la population concernée par des campagnes (journée nationale, affiches dans les bureaux de consultation...)
  - information de la patiente sur l'autopalpation, la nécessité d'un examen médical annuel et la mammographie
  - ciblage plus particulier des femmes à risque
- Dépistage clinique :
  - autopalpation par la patiente : 1/mois, en position assise puis couchée, du sein et des aires ganglionnaires
  - examen médical **annuel bilatéral et comparatif**
- **Dépistage de masse (campagnes d'information, mammographie...)**
- **Dépistage individuel si facteurs de risque familiaux ou personnels**
- **Dépistage par la mammographie :**
  - pour les femmes entre 50 et 69 ans (sauf si facteurs de risque familiaux → dépistage précoce)
  - tous les **2** ans
  - avec **2** incidences (craniocaudale, profil) lues par **2 médecins**

ANATOMOPATHOLOGIE

- Deux types les plus fréquents : cancer **hormonodépendant :**
  - adénocarcinome canalaire :
    - *in situ*
    - puis infiltrant (80 % des cancers du sein)
  - adénocarcinome lobulaire *in situ*
- Compte-rendu d'un examen anatomopathologique :
  - type histologique
  - siège + nombre de lésions + extension → pTNM
  - récepteurs hormonaux : œstradiol, progestérone
  - expression de HER 2 (gène codant du récepteur membranaire tyrosine kinase)
  - grade histopronostique = classification de Scarff-Bloom-Richardson :
    - index mitotique
    - degré de différenciation
  - marges de résection
  - présence d'emboles

CONDUITE À TENIR CLINIQUE

→ EXAMEN CLINIQUE

Interrogatoire

- Recherche de FDR
- ATCD mammaires et généraux
- Lésion :
  - date et conditions d'apparition de la lésion
  - caractère indolore
  - modification de volume
- Rythme menstruel ou date de la ménopause
- Traitement actuel

Inspection

- Voussure, rétraction de la peau, capitonnage
- Mamelon : envahissement, rétraction
- Maladie de Paget du sein

Palpation

- Bilatérale et comparative des 4 quadrants
- Assise puis couchée avec un bras derrière la tête
- Caractéristiques de la tuméfaction
- Recherche d'un écoulement du mamelon
- Palpation des aires ganglionnaires
- Recherche de métastases : palpation abdominale, palpation osseuse...

SIGNES DE MALIGNITÉ

- Masse irrégulière, peu mobile, fixée au plan profond
- Rétraction ou voussure cutanée
- Écoulement du mamelon
- Poussée inflammatoire (classification PEV)
- Adénopathie suspecte

→ CLASSIFICATION PEV

- PEV 0 : pas de signe inflammatoire
- PEV 1 : doublement du volume tumoral en moins de 6 mois
- PEV 2 : signes inflammatoires en regard de la tumeur et affectant moins de 1/3 de la peau saine
- PEV 3 : mastite carcinomateuse

→ CLASSIFICATION TNM

Classification clinique +++

	TAILLE DE LA TUMEUR, DE SA LOCALISATION ET DE SON ÉVENTUELLE EXTENSION
Tis	Carcinome *in situ* intracanalaire ou carcinome lobulaire *in situ* ou maladie de Paget du mamelon sans tumeur
T1	Tumeur de moins ou égale à 2 cm dans sa plus grande dimension T1a : égale ou inférieure à 0,5 cm T1b : comprise entre 0,5 et 1 cm T1c : comprise entre 1 et 2 cm
T2	Tumeur comprise entre 2 et 5 cm dans sa plus grande dimension
T3	Tumeur de plus de 5 cm dans sa plus grande dimension
T4	Tumeur de toute taille avec extension directe à la paroi thoracique ou à la peau T4a : extension à la paroi thoracique T4b : œdème (y compris la peau d'orange) ou ulcération cutanée du sein ou nodules de perméation cutanés limités au même sein T4c : à la fois T4a et b T4d : carcinome inflammatoire
	STATUT GANGLIONNAIRE
N0	Pas d'envahissement ganglionnaire régional
N1	Ganglions axillaires homolatéraux suspects mais mobiles
N2	Ganglions axillaires homolatéraux fixés entre eux ou à d'autres structures
N3	Ganglions mammaires internes homolatéraux
	MÉTASTASES À DISTANCE
M0	Pas de métastases à distance
M1	Présence de métastases à distance (comprenant des métastases ganglionnaires sus-claviculaires)

CONDUITE À TENIR PARACLINIQUE

→ MAMMOGRAPHIE

- Trois incidences courantes : face ou craniocaudale, profil, oblique externe
- Objectif : rechercher des microcalcifications, une opacité, des signes indirects de malignité
- **Microcalcifications = présence péjorative si 1 des critères :**
  - nombreuses
  - polymorphes
  - de densité variable
  - de forme arrondie
  - vermiculaires
  - punctiformes
  - irrégulières
- **Classification ACR :** critères de malignité :
  - ACR 1 = opacité dense stellaire ou contours spiculés
  - ACR 2 = opacité plus petite que la masse palpable

- ACR 3 = opacité contenant des microcalcifications
- ACR 4 = opacité entourée d'un halo clair = œdème
- ACR 5 = rétraction cutanée en regard de l'opacité

- CAT en fonction du résultat ACR (classification non à connaître):
  - ACR 1 et 2: normal, rythme de surveillance normal
  - ACR 3: rythme de surveillance rapproché
  - ACR 4 et 5: évocateur de malignité → biopsie

→ ÉCHOGRAPHIE

- Utile chez la femme jeune (sein plus dense)
- Signes d'appel de malignité:
  - lacune hypoéchogène
  - axe plus haut que large
  - forme irrégulière, spiculée
  - cône d'ombre postérieur
  - vascularisation au Doppler
- Réalisée lors de la biopsie pour guider

→ PONCTION CYTOLOGIQUE

- Technique: ponction à l'aiguille sous-cutanée en laissant monter les cellules dans l'aiguille par capillarité ou par aspiration douce
- Résultats:
  - si liquide: il s'agit d'un kyste = analyse du liquide et vérification de l'affaissement complet après ponction
  - si solide: projeter le matériel sur une lame pour étude cytologique

→ BILAN D'EXTENSION

- **Local: clinique +++:**
  - mammographie ± échographie
  - biopsie échoguidée (micro ou macrobiopsie)
- Locorégional: clinique (ADP)
- À distance:
  - bilan hépatique
  - échographie hépatique et pelvienne
  - scintigraphie osseuse quasi systématique
  - selon les points d'appel clinique: TDM cérébrale, PET-Scan
- Marqueurs tumoraux: CA 15-3, ACE

■ FACTEURS DE MAUVAIS PRONOSTIQUES

- Toutes les tumeurs N+
- Pour les tumeurs N-:
  - terrain: femme jeune (< 35 ans), grossesse
  - taille tumorale > 2 cm

- histologie :
  - absence de récepteurs hormonaux
  - présence d'embols vasculaires
  - surexpression d'HER 2
  - envahissement ganglionnaire sur la pièce opératoire
  - index de prolifération élevé
  - grade histopronostique élevé : stade III du grade de Scarff, Bloom et Richardson
  - marges de résection non saines

Définition lors d'une conférence de consensus des niveaux de risque des patientes

BAS RISQUE	RISQUE INTERMÉDIAIRE	RISQUE ÉLEVÉ
N - et tous les critères : • pT ⩽ 2 cm • grade 1 • absence d'emboles vasculaires • HER 2 négatif • âge ⩾ 35 ans	N - et au moins 1 des critères : • pT > 2 cm • grade 2-3 • HER 2 surexprimé • âge < 35 ans N + (1 à 3 N envahis) et HER négatif	N + (1 à 3 N envahis) et HER 2 surexprimé N + (⩾ 4 N envahis)

CONDUITE À TENIR THÉRAPEUTIQUE

→ OPTIONS THÉRAPEUTIQUES

Chirurgie

Tumorale

- Conservatrice : tumorectomie ou quadrantectomie
- Radicale : mastectomie

Ganglionnaire

- **Curage axillaire** mais complications +++
- **Technique du ganglion sentinelle** (pour les tumeurs < 20 mm) :
  - objectif : prélever le premier relais ganglionnaire pour éviter un curage extensif
  - méthode :
    - injection la veille d'un traceur radioactif et le jour même d'un colorant
    - repérage chirurgical, exérèse → examen extemporané

Radiothérapie

- Sur le lit tumoral : repérage par la **pose de clips** lors de l'intervention chirurgicale
- Sur les aires ganglionnaires si N + (sus et sous-claviculaires, mammaire interne)
- Irradiation thoracique si grosse tumeur (⩾ 3 cm)

Chimiothérapie

- Protocole FEC : 5FU, épirubicine, cyclophosphamide
- Protocole FAC : 5FU, adriamycine, cyclophosphamide
- Taxanes : paclitaxel (Taxol®)

Hormonothérapie

- Si expression des récepteurs hormonaux
- Antiœstrogènes : tamoxifène
- Antiaromatases : Fémara®, Aromasine®

Trastuzumab : Herceptin®

- Anticorps humanisé anti-HER 2
- Utilisé si surexpression à la surface membranaire

Opérable d'emblée	**Évoluée localement**	**Haut risque métastatique**	**Métastatique d'emblée**
- ≤ 3 cm - T1 à T2 - N0 à N1b - M0	- T2 ≥ 3 cm - T3 - N1 - M0	- T4 - N2 ou N3 - M0	M1
1) Chirurgie Tumorectomie ± Curage selon le **ganglion sentinelle** 2) **Radiothérapie** - lit tumoral - ganglionnaire (N+) 3) Hormonothérapie Si RH+ 4) ± Traitement adjuvant selon le niveau de risque : - bas : aucun - intermédiaire : discuté - haut : chimiothérapie ± Herceptin®	PEC néoadjuvante possible : - chimiothérapie - radiothérapie ± Hormonothérapie **Chirurgie :** - tumorectomie si possible - ou mastectomie d'emblée - curage Traitement adjuvant : - radiothérapie ± Herceptin®	**CI à la chirurgie première** → Chimiothérapie néoadjuvante Puis **chirurgie** selon l'évolution	Chimiothérapie palliative ± Hormonothérapie ± Herceptin® PEC spécifique des sites métastatiques

Stratégie thérapeutique devant une tumeur du sein

→ COMPLICATIONS DU TRAITEMENT

Chirurgie

- Troubles de l'abduction de l'épaule
- Lymphœdème
- Cosmétique

Radiothérapie

- Troubles trophiques cutanés, lymphœdème
- Périarthrite de l'épaule
- Coronarite

Chimiothérapie

- Effets secondaires communs
- Anthracyclines : insuffisance cardiaque

Hormonothérapie

- Prise de poids
- Arthralgies
- Hyperplasie de l'endomètre
- Maladie thromboembolique

Trastuzumab : Herceptin®

Effets secondaires cardiaques.

→ MESURES ASSOCIÉES

- PEC à 100 %
- Soutien psychologique
- Association de malades
- **PEC cosmétique :** chirurgie de reconstruction, soutien-gorge avec prothèse
- Lymphœdème : manche de contention, kinésithérapie de drainage, conseils pratiques

SURVEILLANCE

- **À vie**
- De la maladie :
  - clinique :
    - palpation bilatérale des seins + des aires ganglionnaires
    - aspect du sein : cosmétique
  - mammographie tous les ans
  - suivi de la cinétique des marqueurs tumoraux
- De l'extension :
  - examen clinique
  - bilan hépatique, radio de thorax
  - autres examens selon points d'appel
- Des complications du traitement : *voir* infra
- Suivi gynécologique habituel (FCV...) et recherche d'un 2e cancer (endomètre, ovaire)

CANCER DU SEIN ET GÉNÉTIQUE

- Deux gènes prédisposant ont été identifiés :
  - BRCA 1 sur le chromosome 17 : surtout retrouvé dans les formes familiales, chez la femme jeune (< 40 ans), dans les cancers bilatéraux, de l'ovaire, du côlon et de la prostate chez l'homme
  - BRCA 2 sur le chromosome 13
- Indications de la recherche du gène :
  - au moins 3 cas chez des apparentés du 1er ou du 2e degré dans la branche parentale
  - 2 cancers chez une apparentée du 1er degré

- survenue précoce < 40 ans
- cancer bilatéral
- cancer multifocal
- plusieurs cancers chez la même personne : ovaire + sein

PATHOLOGIES BÉNIGNES DU SEIN

Fibroadénome du sein

- Clinique :
  - la plus fréquente
  - croissance lente
  - patiente jeune (20-30 ans)
  - nodule induré, mobile, bien limité, consistance élastique
- Imagerie :
  - mammographie : opacité homogène bien limitée
  - échographie : lacune hypoéchogène bien limitée sans cône d'ombre postérieur
- CAT :
  - preuve histologique :
    - cytoponction, biopsies
    - prolifération mixte épithéliale et conjonctive
  - chirurgie : si doute diagnostique ou gêne esthétique

Autres tumeurs bénignes solides

- Tumeur phyllode bénigne
- Papillome intragalactophorique
- Papillomatose juvénile
- Hamartome
- Cytostéatonécrose

Tumeurs kystiques bénignes

- Kyste
- Maladie fibrokystique

Points importants en cancérologie

DISPOSITIF D'ANNONCE (PLAN CANCER)

- 1er temps = temps médical :
  - information claire, loyale, progressive sur la maladie, les traitements, les bénéfices attendus, les effets secondaires, la surveillance et le pronostic
  - conditions adaptées
  - projet personnalisé de soins (PPS) avec remise d'un document source
- 2e temps = temps paramédical (écoute, information, reformulation)
- 3e temps = temps d'accès aux soins de soutien (psychologue, diététicien, centre antidouleur)
- 4e temps = relais avec le médecin traitant

BILAN PRÉTHÉRAPEUTIQUE

- Maladie :
  - diagnostic positif = histologique + schéma daté et signé
  - extension : local, locorégional et à distance
  - suivi : marqueurs
- Terrain : co-morbidités, évaluation psychologique ou gériatrique, anesthésie
- Préthérapeutique : contre-indications, bilan

TRAITEMENT : RÉUNION DE CONCERTATION PLURIDISCIPLINAIRE

- Syndrome tumoral : chimiothérapie, chirurgie…
- Traitement symptomatique et soins de support : douleurs +++
- Prévention des complications : dénutrition, MTE
- Prise en charge psychologique : soutien, **cosmétique**

CHIRURGIE CARCINOLOGIQUE

- Technique
- **Marge de tissu** sain
- Envoi en **anatomopathologie** avec analyse du statut ganglionnaire
- ± Clips de repérage pour radiothérapie

EFFETS SECONDAIRES DES CHIMIOTHÉRAPIES

- Communs :
  - immédiats : extravasation, allergie, nausée et vomissements
  - aigus retardés : tératogènes, anémie, pancytopénie à J8, alopécie, atteinte des muqueuses
  - cumulatifs : asthénie, anémie, stérilité
- Spécifiques à chaque molécule

SURVEILLANCE D'UN PATIENT

- **À vie**
- Local (EC, frottis, imagerie) et à distance (EC, imagerie)
- Traitement : tolérance, effets secondaires
- Survenue d'un deuxième cancer (hormonodépendant, génétique, alcoolo-tabagique)

196 Douleur abdominale aiguë chez une femme enceinte

Objectifs

- **Diagnostiquer une douleur abdominale aiguë chez une femme enceinte**
- **Identifier les situations d'urgence et planifier leur prise en charge**

■ CONDUITE À TENIR DIAGNOSTIQUE

→ INTERROGATOIRE

- ATCD :
  - médicaux : infection urinaire, lithiase vésiculaire, thrombophilie, drépanocytose, diabète
  - chirurgicaux : appendicectomie et autre chirurgie abdominopelvienne
- Contexte obstétrical :
  - terme +++
  - ATCD gynéco-obstétricaux : GEU, HRP...
  - déroulement de cette grossesse : diabète, infection urinaire, kyste ovarien, HTA...
- Caractéristiques sémiologiques :
  - circonstances de survenue : voyage, traumatisme...
  - type de douleur : topographie, mode d'installation, continue ou spasmodique
  - SF associés : fièvre, métrorragies, SFU, troubles du transit

→ CLINIQUE

- Signes de gravité : paramètres hémodynamiques, signes de choc, T°
- Examen abdominal :
  - palpation : douleur à la décompression, défense, localisation
  - ± TR
- Éliminer une cause autre qu'abdominale : auscultation pulmonaire, palpation des mollets
- Examen obstétrical :
  - palpation utérine : douleur, HU, tonicité
  - spéculum (MTR, écoulement) + TV
  - ERCF

→ PARACLINIQUE

- Obstétrical : échographie : bien-être fœtal, étude du placenta
- Adapté selon le contexte

ÉTIOLOGIES

URINAIRES	DIGESTIVES	GYNÉCOLOGIQUES	OBSTÉTRICALES	AUTRES
Cystite **Pyélonéphrite** Colique néphrétique	**Appendicite** **Cholécystite** Pancréatite aiguë Occlusion Constipation Gastroentérite virale	Nécrobiose de myome **Torsion de kyste ovarien** Douleur ligamentaire	T1 : **GEU**, FCS T2-T3 : **HRP**, HELLP, MAP, chorioamniotite, cholestase et stéatose gravidique, rupture utérine	TVP Pneumopathie Acidocétose diabétique Paludisme Causes retrouvées chez la femme non enceinte

ÉTIOLOGIES	CLINIQUE	EXAMENS COMPLÉMENTAIRES	PEC
Colique néphrétique	Douleur spasmodique en fosse lombaire Ébranlement lombaire ± Hématurie	ECBU Échographie rénale : dilatation, lithiase	Spasfon® IV Paracétamol IV ± Morphine AINS à éviter
Appendicite	Difficulté diagnostique T° + troubles digestifs Localisation variable Défense souvent absente	Syndrome inflammatoire Échographie abdominale ± TDM	Chirurgie en urgence ATBT IV Antalgiques Tocolyse selon terme Anti-D si Rh -
Cholécystite	Grossesse = FDR ++ Même tableau clinique que la femme non enceinte	Syndrome inflammatoire BH perturbé Échographie abdominale	Traitement médical : ATBT IV 48 h + antalgiques Chirurgie : si T1 ou T2 ou en *post-partum*
Pancréatite aiguë	Surtout au T3 favorisée par la lithiase biliaire Même tableau clinique que la femme non enceinte	Amylase et lipase ++ élevées Hyperleucocytose Hémoconcentration Perturbation du BH Échographie + TDM ± IRM	Réanimation correcte Aspiration digestive À jeun Antalgique +++
Nécrobiose de myome	Fébricule ATCD utérin Douleur localisée	Syndrome inflammatoire modéré Échographie : myome	Antalgiques Antispasmodiques
Torsion de KO	Douleur abdominale brutale très intense Nausée, malaise Défense localisée	Syndrome inflammatoire LDH élevés si nécrose Échographie : kyste ovarien, Doppler (-)	Cœlioscopie en urgence ± Traitement tocolytique

Douleur abdominale aiguë chez une femme enceinte

ÉTIOLOGIES	CLINIQUE	EXAMENS COMPLÉMENTAIRES	PEC
Douleur ligamentaire	Motif fréquent +++ de CS Douleur dans les creux inguinaux Évolution chronique Augmentée par l'effort	Aucun	Repos Antalgiques Antispasmodiques
Cholestase gravidique	Prurit intense surtout nocturne Ictère Douleurs hépatiques Pronostic fœtal +++ : risque d'accouchement prématuré et de MFIU	ALAT augmentées Bilirubine normale ou augmentée selon gravité Sérologies virales (-) Échographie normale	Symptomatique : • prurit : hydroxyzine • cholestase : acide ursodésoxycholique • prévention d'une carence en vitamine K Obstétrical : • CG minime : suivi rapproché • CG modérée : déclenchement à 38 SA • CG sévère : extraction fœtale

TRAUMATISME ET GROSSESSE

- Interrogatoire :
  - terme de la grossesse
  - **groupe sanguin +++**
  - type de traumatisme : direct ? vélocité ?
  - SF associés : douleur abdominale, MTR, MAF
- Examen physique :
  - examen pelvi-abdominal : traces de contusion ou de plaie, contracture, défense, hématurie
  - examen obstétrical :
    - HU, souplesse de l'utérus
    - spéculum : recherche de MTR
    - Bruits du cœur fœtaux
- Examens complémentaires :
  - maternels :
    - systématique : groupe, Rhésus, test de Kleihauer (recherche d'une transfusion maternofœtale)
    - selon le contexte du traumatisme
  - fœtaux : ERCF
  - obstétricaux : échographie pour apprécier le placenta (hématome ? décollement ?) et la vitalité fœtale
- CAT :
  - hospitalisation si terme ⩾ 24-26 SA pour réaliser le bilan et surveiller pendant 24 heures
  - risque d'un traumatisme abdominal :
    - MAP, HRP, décollement placentaire
    - rares lésions osseuses fœtales
    - allo-immunisation
  - séroprévention anti-D si Rh –
  - si Kleihauer + : surveillance particulière de la suite de la grossesse

▶▶.......

Test de Kleihauer : test permettant de mettre en évidence la présence d'hématies fœtales parmi des hématies adultes maternelles et d'apprécier ainsi le retentissement sur le fœtus d'un traumatisme ou d'une hémorragie maternelle.

243 Hémorragie génitale chez la femme

Objectifs

- **Diagnostiquer une hémorragie génitale chez la femme**
- **Argumenter l'attitude thérapeutique et planifier le suivi du patient**

Recommandations, consensus

- **Collège national des gynécologues et obstétriciens français (2008) :** Prise en charge des ménométrorragies en préménopause
- **Agence française de sécurité sanitaire des produits de santé (2004) :** Les traitements médicamenteux du fibrome utérin

Métrorragies :
→ chez une femme en âge de procréer = GEU jusqu'à preuve du contraire
→ chez une femme ménopausée = cancer de l'endomètre jusqu'à preuve du contraire

CONDUITE À TENIR DIAGNOSTIQUE

→ INTERROGATOIRE

- **Âge +++**
- ATCD familiaux (maladie de l'hémostase)
- ATCD médicochirurgicaux
- ATCD gynécologiques : règles (date d'apparition, périodicité, troubles du cycle), **contraception**, gestité et parité
- Caractère du saignement : abondance, type, association à la perte de caillots, date d'apparition...

- Signes généraux : pâleur, asthénie, douleur
- Signes d'accompagnement : douleur, dyspareunies, signes sympathiques de grossesse, leucorrhées, SFU...

EXAMEN PHYSIQUE

▶▶.......
Attention, si patiente adolescente, ne pas oublier de demander si elle est vierge, pour utiliser un spéculum de vierge.

- Général : PA, pouls, aspect des conjonctives
- Examen mammaire bilatéral (stade de puberté)
- Examen abdominal
- Examen gynécologique :
  - aspect de la vulve et du périnée
  - spéculum : origine du saignement
  - TV : douleur, aspect de l'utérus

EXAMEN COMPLÉMENTAIRES

▶▶.......
À discuter selon le contexte

- Biologique :
  - groupe sanguin, Rhésus
  - NFS, plaquettes
  - bilan d'hémostase
  - β-HCG
- **Échographie** par voie pelvienne et endovaginale
- Autres selon le contexte : hystéroscopie...

ÉTIOLOGIES

PUBERTÉ

- **Fonctionnelles** : 1re cause par immaturité du SNC
- **Organiques :**
  - **GEU**
  - Infection utéroannexielle
  - Troubles de l'hémostase
  - Hypothyroïdie
  - Traumatisme
  - Corps étranger

ACTIVITÉ GÉNITALE

- **Gravidique** :
  - T1 : **GEU**, FCS, GIU
  - T3 : **HRP**, *placenta prævia*
- **Organiques** :
  - Vulvovaginale : traumatisme, corps étranger
  - Cervicales : cancer, polype, traumatisme
  - Endo-utérine : fibrome, hyperplasie, cancer, adénomyose, endométriose
  - Ovarienne : tumeur sécrétante
  - Infection : cervicite, annexielle
  - Iatrogène : pillule, DIU, anticoagulant
  - Générale : troubles de l'hémostase
- **Fonctionnelles** : diagnostic d'élimination, liées à un déséquilibre hormonal

MÉNOPAUSE

- **Organiques :**
  - Vulvovaginale : cancer, vaginite sénile
  - Col : cancer, polype
  - **Endomètre** : **cancer**, polype, sarcome, **fibrome**
  - Ovarienne : **cancer**
  - Infection
  - Générale : THM mal équilibré
- **Fonctionnelles :**
  - Atrophie endométriale : carence œstrogénique
  - Hyperplasie : par apport d'œstrogènes sans progestérone

Arbre étiologique d'une hémorragie génitale

CONDUITE À TENIR THÉRAPEUTIQUE

- En cas de saignement abondant :
  - hospitalisation
  - PEC réanimatrice adaptée (remplissage vasculaire ± transfusion)
  - traitement hémostatique : acide tranexamique (Exacyl®)
  - traitement utérotonique : misoprostol (Cytotec®)
  - progestérone IV : acétate de nomégestrol (Lutényl®)
  - ± curetage ou hystérectomie selon l'étiologie

- Traitement de fond :
  - progestatifs du 15e au 25e jour type Duphaston® ou Lutéran®, durant 6 mois
  - contraception œstroprogestative
  - DIU hormonal (Mirena®)
  - et, bien sûr, traitement étiologique si possible

FIBROMYOMES UTÉRINS

Définition anatomopathologique

Fibrome = tumeur bénigne du muscle lisse, arrondie, dure, élastique, limitée par une pseudocapsule permettant le clivage entre le muscle utérin et le fibrome.

Localisation

- Interstitiel : développement dans l'épaisseur du myomètre, aspect d'utérus bosselé
- Sous-muqueux : développement dans l'endomètre, fait saillie dans la cavité utérine avec une base d'implantation large
- Endocavitaire : à l'intérieur de la cavité utérine, pédiculé
- Sous-séreux : se développe à l'extérieur de l'utérus, torsion possible

CAT diagnostique

- Circonstances diagnostiques – Signes fonctionnels :
  - **asymptomatiques**
  - ménorragie
  - polyménorrhée
  - douleurs variables
  - troubles urinaires
  - pesanteur pelvienne
  - augmentation du volume de l'abdomen
- Examen clinique :
  - palpation abdominale : déformation du fond utérin (bosselures)
  - spéculum : leucorrhées, saignements + réalisation d'un FCU
  - TV combiné au palper abdominal :
    - situation du col : dévié ou non
    - corps utérin : masse arrondie, lisse, ferme et élastique, indolore, **solidaire** du corps utérin
  - examen du périnée (prolapsus associé)
  - examen général et mammaire de principe

Examens paracliniques

- FCU
- **Échographie +++ :**
  - tumeur solide légèrement hypoéchogène
  - augmentation du volume utérin, déformation des contours ou de la ligne de vacuité utérine
- Hystéroscopie : à but diagnostique et thérapeutique
- Retentissement : bilan martial

Complications

- Hémorragique : anémie ferriprive
- Mécaniques :
  - torsion : douleur abdominale brutale
  - compressions : urétérale, cystalgies, troubles rectaux, vasculaires

- Nécrobiose aseptique :
  - mécanisme : ischémie secondaire à l'oblitération de l'artère centrale irriguant le fibrome
  - triade clinique :
    - T° à 38-38,5° avec faciès subictérique
    - douleurs pelviennes paroxystiques
    - fibrome douloureux et ramolli
  - échographie : image en cible ou en cocarde, nécrose centrale
  - traitement médicamenteux : hospitalisation, repos, vessie de glace, antalgiques, AINS, antibiothérapie (amoxicilline)
- Grossesse :
  - T1 : avortement spontané
  - T2-T3 : nécrobiose aseptique, présentations anormales, MAP
  - hémorragie de la délivrance
- Autres :
  - dégénérescence maligne en sarcome (rare)
  - infertilité
  - infectieuse = sphacèle d'un polype accouché par le col

PEC thérapeutique

Quatre options : *voir* infra.

Indications thérapeutiques			
Asymptomatique Diamètre < 10 cm	Symptomatique	Fibromes interstitiels < 8 cm et symptomatiques	- Complication - Association à une lésion génitale patente (prolapsus...) - Gros volume
↓	↓	↓	↓
Abstention	**Médicamenteux symptomatique**	**Embolisation**	**Chirurgical**
- Pas de surveillance - DIU CI si fibromes sous-muqueux	- Progestatifs : du 15e au 25e j (Surgestone®, Lutényl®) - Antifibrinolytiques (Exacyl®) : diminue les ménorragies, durée de 6 mois - Analogues de la LH-RH : 3 mois au maximum	- Sous péridurale - Hospitalisation courte (2-3 j) - Occlusion des vaisseaux myomateux - Complications ++ : nécrose, dissection, infection, ménopause précoce	- Deux techniques : - conservatrice = myomectomie - radicale = hystérectomie - Indications selon le nombre, l'âge, le désir de grossesse et la localisation

PEC thérapeutique d'un fibromyome utérin

292 Algies pelviennes chez la femme

Objectifs

- **Devant des algies pelviennes chez la femme, argumenter les principales hypothèses diagnostiques et justifier les examens complémentaires pertinents**

Recommandations, consensus

- **Collège national des gynécologues et obstétriciens de France (2006) :** Prise en charge de l'endométriose

CONDUITE À TENIR DIAGNOSTIQUE

- Terrain :
  - âge et ATCD notamment gynécologiques
  - cycles : régularité, durée
  - modalité de contraception
  - rythme et qualité des rapports sexuels
  - contexte psychologique
- Caractéristiques de la douleur
  - date d'apparition (chronique = ⩾ 6 m)
  - moment d'apparition dans le cycle
  - type de la douleur : siège, irradiation...
  - variation de la douleur
  - SF associés

→ EXAMEN PHYSIQUE

- Examen général :
  - troubles de la statique
  - IMC
- Examen abdominal :
  - présence d'une cicatrice
  - palpation
  - TR
- Examen gynécologique complet

→ EXAMENS COMPLÉMENTAIRES

- βHCG
- Echographie gynécologique par voie pelvienne et endovaginale
- Autres selon le contexte :
  - bilan infectieux
  - TDM / IRM
  - Coelioscopie

Interrogatoire

Terrain :
- âge et ATCD notamment gynécologiques
- cycles : régularité, durée
- modalité de contraception
- rythme et qualité des rapports sexuels
- contexte psychologique

Caractéristiques de la douleur :
- date d'apparition (chronique : ≥ 6 mois)
- moment d'apparition dans le cycle
- type de la douleur : siège, irradiation...
- variation de la douleur
- SF associés

↓

Examen clinique

Examen général : troubles de la statique, IMC
Examen abdominal : présence d'une cicatrice, palpation, TR
Examen gynécologique complet

↓

Bilan complémentaire

- **β-HCG**
- **Échographie gynécologique par voie pelvienne et endovaginale**
- Autres selon le contexte :
  - bilan infectieux
  - TDM/IRM
  - cœlioscopie

↓

Douleur aiguë	Cyclique	Chronique
- **GEU** - **Torsion d'annexe** - **Salpingite aiguë** - Kyste hémorragique - Complication de fibromes : torsion, nécrobiose - Extragynécologiques : appendicite aiguë, colique néphrétique...	- Dysménorrhée - Syndrome intermenstruel - Syndrome prémenstruel	Infections génitales : - infection cervicale - séquelle d'infection annexielle - tuberculose génitale Troubles de la statique pelvienne : - rétroversion utérine - syndrome de Masters et Allen Autres : - prolapsus génital - endométriose et adénomyose - dyspareunies - cancer du col - myomes - kyste ovarien Extragénital : rhumatologiques, urinaires...

CAT diagnostique devant une algie pelvienne chez la femme

ÉTIOLOGIES

TYPE DE DOULEUR		
AIGUË	**CYCLIQUE**	**CHRONIQUE**
- GEU - Torsion d'annexe - Salpingite aiguë - Kyste hémorragique - Complication de fibromes: torsion, nécrobiose. - Extragynéco: appendicite aiguë, colique néphrétique...	- Dysménorrhée - Sd inter menstruel - Sd prémenstruel	Infections génitales: - infection cervicale - séquelle d'infection annexielle - tuberculose génitale Troubles de la statique pelvienne: - Rétroversion utérine - Syndrome de Masters et Allen Autres: - Prolapsus génital - Endométriose et Adénomyose - Dyspareunies -Cancer du col - Myomes - Kyste ovarien Extragénital: rhumatologiques, urinaires...

ENDOMÉTRIOSE

DÉFINITION

Tissu endométrial ectopique extra-utérin, greffé sur le péritoine, les ovaires, les ligaments utérins... en tout point possible du bassin.

CLINIQUE

- Terrain: femme jeune de 30-35 ans
- Symptomatologie:
  - algies chroniques
  - dysménorrhée secondaire et tardive
  - dyspareunie profonde
  - infertilité souvent secondaire
  - selon l'extension: dysurie, ténesme...
- A l'examen:
  - spéculum: nodules violacés cervicovaginaux
  - TV:
    - rétroversion utérine fixée
    - nodule de la cloison rectovaginale
    - masse anexielle si atteinte ovarienne

EXAMENS COMPLÉMENTAIRES

- Echographie pelvienne: kyste ovarien d'allure endométriosique
- **IRM pelvienne +++**
- Cœlioscopie: diagnostic précis de l'extension

TRAITEMENT

- Médicamenteux :
  - objectif : atrophier l'endomètre ectopique
  - progestérone de synthèse en continu
  - agonistes de la LH-RH
- Cœlioscopie

TROUBLES DE LA STATIQUE PELVIENNE

RÉTROVERSION UTÉRINE

- Malformation banale souvent réductible
- Peut révéler une autre pathologie (endométriose, adhérences inflammatoires anciennes)
- SF : dyspareunie profonde, douleur majorée par la station debout, la marche et la fatigue

SYNDROME DE MASTERS ET ALLEN

Définition

Déficit sévère de l'ensemble des moyens de fixations de la zone cervico-isthmique

Terrain

- Accouchement traumatique :
  - macrosomie
  - forceps ou manoeuvres

Type de douleur

- Basse
- Médiane
- Postérieure
- À type de pesanteur
- Augmentée par l'effort et la station debout

Autres SF

- Dysménorrhée
- Dyspareunies profondes

EC

- Rétroversion et hypermobilité douloureuses
- Douleur provoquée aux points d'insertion ligamentaires

Traitement difficile par coelioscopie

LES DYSPAREUNIES

→ DÉFINITION

Douleurs déclenchées ou très augmentées par les rapports sexuels avec un retentissement secondaire sur la vie sexuelle.

→ DIFFÉRENTS TYPES

TYPE	SUPERFICIELLES (OU D'INTROMISSION)	DE PRÉSENCE	PROFONDES
Causes	- épisiotomie douloureuse - cure de prolapsus trop serrée - vaginisme - atrophie vulvaire - herpès	- vaginite (mycose) - atrophie vaginale - sécheresse des muqueuses (Sd de Gougerot-Sjögren)	- lésion du col : endocervicite, déchirure - lésion annexielle : adhérences - Sd de Masters et Allen - endométriose

→ AUTRE CAUSE

Après élimination d'une pathologie organique = psychogène.

296

Aménorrhée

Objectifs

- **Devant une aménorrhée, argumenter les principales hypothèses diagnostiques et justifier les examens complémentaires pertinents**

DÉFINITIONS

- Aménorrhée : absence de règles
- Aménorrhée primaire : ménarche (apparition des règles) non survenue à l'âge de 16 ans
- Aménorrhée secondaire : absence de règles supérieure à 3 mois chez une femme réglée auparavant

CONDUITE À TENIR DEVANT UNE AMÉNORRHÉE PRIMAIRE

→ INTERROGATOIRE

- Circonstances de la grossesse : prise de médicaments, accouchement (souffrance fœtale ?)
- Naissance : poids, prématurité, courbe de croissance du poids et de la taille
- Âge de la puberté maternelle et d'éventuelles sœurs
- Recherche de points d'appel : troubles de l'olfaction, malformations faciales, dysfonctionnement thyroïdien ou surrénalien
- SF associés : douleur pelvienne, galactorrhée, céphalées, troubles visuels
- ATCD médicochirurgicaux
- Traitement actuel : neuroleptiques, œstroprogestatifs
- Mode de vie, environnement social et familial
- Nutrition : variation pondérale, carence nutritionnelle, activité physique
- Profil psychologique, recherche de traumatisme

→ EXAMEN PHYSIQUE

- Général :
  - morphotype, taille, poids actuel
  - existence d'une acné, d'une séborrhée
  - stades de Tanner : développement des glandes mammaires, de la pilosité et des seins

- Gynécologique :
  - mammaire : développement, galactorrhée
  - inspection soigneuse de la vulve et de l'hymen
  - toucher rectal : recherche un utérus, masse ovarienne
  - spéculum de vierge : profondeur du vagin, col utérin

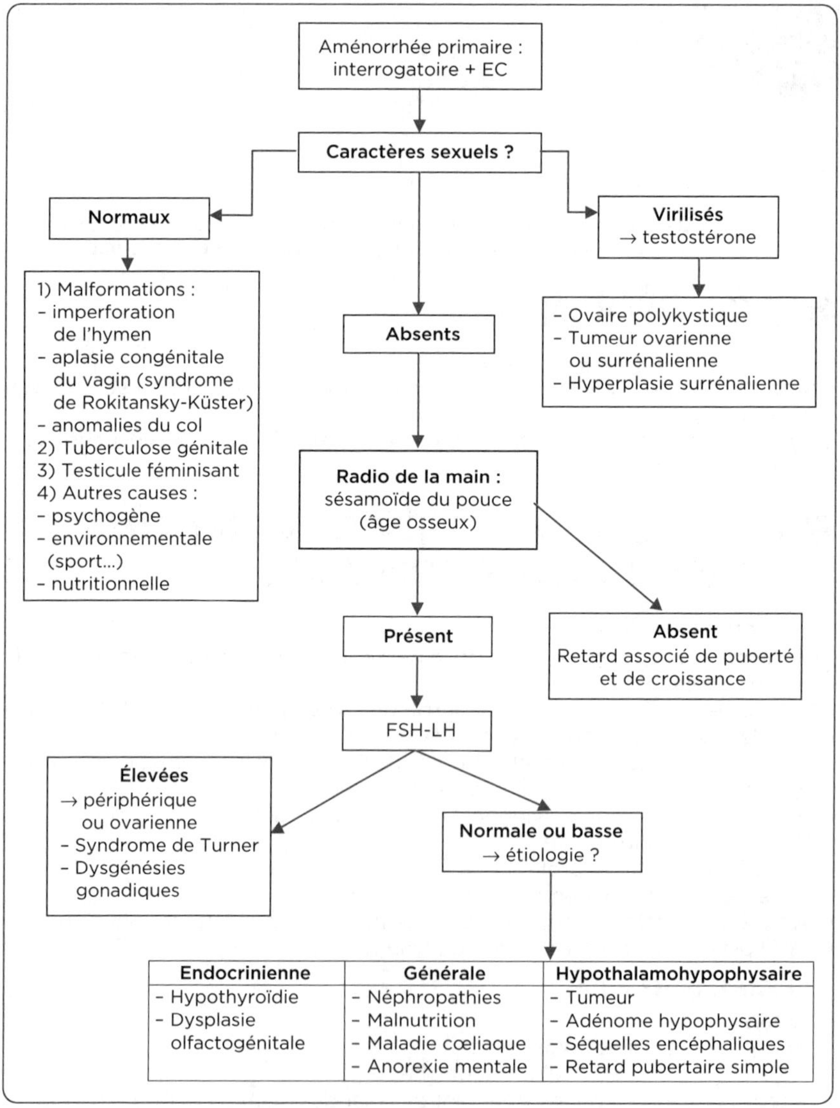

Arbre diagnostique d'une aménorrhée primaire

AMÉNORRHÉE SECONDAIRE

→ INTERROGATOIRE

- Antécédents gynéco-obstétricaux :
  - gestité (G)
  - parité (P)
  - chirurgie gynécologique
- Chronologie :
  - mode d'installation de l'aménorrhée
  - ancienneté
  - caractère unique ou répété
- Grossesse possible ?
- Signes d'accompagnement :
  - isolé ou associé à des douleurs pelviennes cycliques,
  - isolé ou associé à des bouffées de chaleur
  - isolé ou associé à des mastodynies,
  - prise de poids ou amaigrissement
- Nature des cycles antérieurs :
  - irrégularité
  - longueur
  - abondance des règles
- Traitement actuel :
  - neuroleptiques,
  - oestroprogestatifs
- Conditions psychologiques particulières :
  - divorce
  - conflit familial et social,
  - choc psychoaffectif (viol, échec scolaire, décès d'un proche)
  - déménagement.

→ EXAMEN PHYSIQUE

Examen général

- Poids
- Taille
- Index de masse corporelle
- Morphotype

Signes cliniques associés

- Hyperandrogénie
- Dysthyroïdie
- Maladie de Turner
- Ddysfonctionnement surrénalien

Examen gynécologique

- Galactorrhée
- Masse annexielle
- Gros utérus

Réflexe = β-HCG → POSITIF = Grossesse

↓

- Courbe de T° : basse = anovulation
- Échographie : malformation, GEU ou GIU
- Test à la progestérone (prise pendant 10 jours de Duphaston) : permet d'affirmer si les règles surviennent à l'arrêt que :
  - l'endomètre est normal et réceptif
  - le taux d'estradiol endogène est suffisant
  - le fonctionnement hypophysaire gonadotrope est subnormal sauf pic de LH

↓

ORIGINE	ÉTIOLOGIES

Hypophysaire	- Hyperprolactinémie :
	  - adénome
	  - iatrogènes (neuroleptiques)
	  - fonctionnelle
	- Tumeur hypophysaire
	- Syndrome de Sheehan

Hypothalamique	- Postpilule - Psychogène - Sportifs - Anorexie mentale
Ovarienne	- Ménopause - Insuffisance ovarienne précoce - Syndrome des ovaires gonadotrophiques - Syndrome des ovaires polykystiques
Utérine	- Sténose cicatricielle du col - Synéchie utérine

Autres	- Endocrinienne :
	  - hypothyroïdie
	  - Cushing
	  - Maladie d'Addison
	- Générale : cancer, cirrhose, tuberculose…

Arbre diagnostique d'une aménorrhée secondaire

SYNDROME DES OVAIRES POLYKYSTIQUES

- Contexte de découverte :
  - spanioménorrhée d'aggravation progressive
  - bilan de stérilité
- Signes cliniques :
  - hirsutisme
  - acné
  - obésité androïde du fait d'une insulinorésistance

- Biologie :
  - LH-FSH ⩾ 2,5
  - intolérance au glucose
  - androgènes élevés
- Échographie :
  - augmentation de la taille des ovaires
  - nombre de follicules ⩾ 10/ovaire, mesurant chacun moins de 8 mm
- **Diagnostic positif : repose sur la présence de 2 critères sur 3 :**
  - anovulation ou dysovulation
  - hyperandrogénie clinique et/ou biologique
  - ovaire « polykystique » à l'échographie

342

Tuméfaction pelvienne chez la femme

Objectifs

- **Devant une tuméfaction pelvienne chez la femme, argumenter les principales hypothèses diagnostiques et justifier les examens complémentaires pertinents**

■ CONDUITE À TENIR DIAGNOSTIQUE

→ INTERROGATOIRE

- ATCD médicochirurgicaux
- Âge, Période de la vie génitale
- Dernier Frottis cervicovaginal
- Règles :
  - abondance
  - régularité des cycles
- SF associés :
  - SFU
  - troubles du transit...
- Caractéristiques de la tuméfaction
- SG :
  - T°
  - AEG
- Traitement actuel :
  - Contraception
  - THM...

→ EXAMEN PHYSIQUE

- Palpation abdominale
- Orifices herniaires
- Inspection vulvaires
- Spéculum :
  - masse
  - aspect du col
- Toucher vaginal++++ : oriente le diagnostic
- +/- TR

→ BILAN COMPLÉMENTAIRE (SELON L'EXAMEN CLINIQUE)

- βHCG
- **échographie +++**

ASPECT DE LA TUMEFACTION A L'ECHOGRAPHIE		
SOLIDE	**HÉTÉROGÈNE**	**LIQUIDIENNE**
Fibromes	Cancer de l'ovaire Kyste dermoïde	Kyste ovarien Endométriose Hydrosalpinx Kyste vestigial

- +/- IRM / TDM voire cœlioscopie

ÉTIOLOGIES

Interrogatoire
Examen clinique
Bilan complémentaire

ORIGINE DIGESTIVE
- Hernie inguinale/crurale - Cancer du côlon - Tumeur péritonéale

ORIGINE GYNECO → TV+++	
Masse solidaire de l'utérus	Masse non solidaire
- **FIBROMES** - Sarcome utérin - Cancer de l'endomètre - Extension d'un cancer de l'ovaire ou d'endométriose	- Tumeur ovarienne bénigne ou maligne - **GEU** - Hydro ou pyosalpinx - Cancer de la trompe

TROUBLES DE LA STATIQUE PELVIENNE : PROLAPSUS

Voir item 321 du titre Néphrolohie - Urologie.

Endocrinologie
Nutrition

110

Besoins nutritionnels et apports alimentaires de l'adulte. Évaluation de l'état nutritionnel. Dénutrition

Objectifs

- **Exposer les besoins nutritionnels de l'adulte, de la personne âgée, de la femme enceinte**
- **Évaluer l'état nutritionnel d'un adulte sain et d'un adulte malade**
- **Mener une enquête alimentaire et prescrire un régime diététique** *(voir item 179)*
- **Argumenter la prise en charge d'une dénutrition**

Recommandations, consensus

- **Objectifs du Plan national nutrition santé (PNNS), fixés dans le PNNS 1, repris dans le PNNS 2 (2006-2010)**
- **Haute Autorité de Santé (2003) :** Évaluation de la dénutrition protéinoénergétique des adultes hospitalisés
- **Agence française de sécurité sanitaire des aliments (2001) :** Apports nutritionnels conseillés pour la population française
- **Institut national de prévention et d'éducation pour la santé (INPES) (2007) :** Guides alimentaires du PNNS : Guide nutrition pendant et après la grossesse
- **INPES (2002) :** Guides alimentaires du PNNS – Guide alimentaire pour tous

BESOINS NUTRITIONNELS ET APPORTS ALIMENTAIRES DE L'ADULTE

→ PHYSIOLOGIE

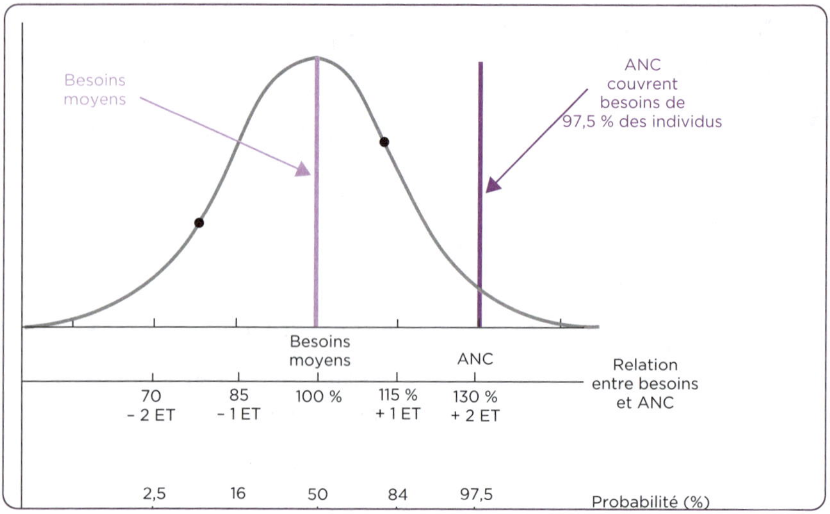

Apports nutritionnels conseillés (définis pour un groupe d'individus donnés)

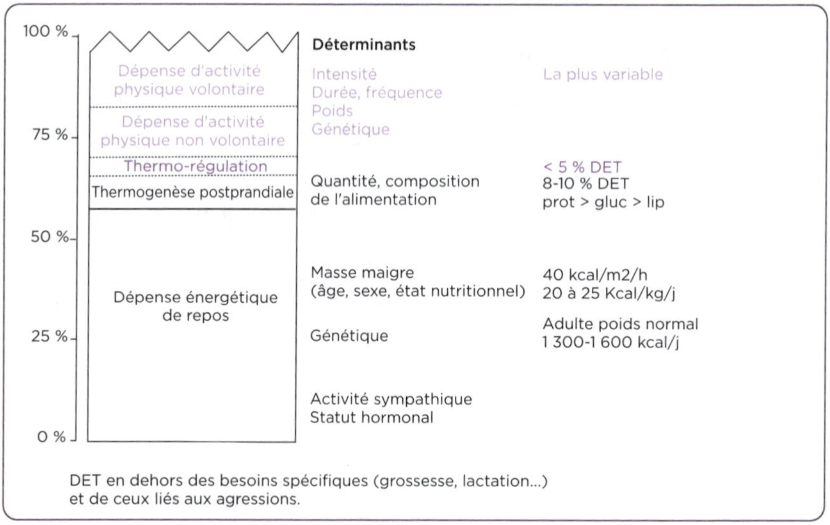

Composantes de la dépense énergétique totale (DET) de l'adulte

→ INTRODUCTION

Recommandations (basées sur les ANC) :

- définies pour différentes catégories d'individus en fonction de l'âge, du sexe, de l'activité physique
- couvrent les besoins de la plus grande partie de la population
- ne sont pas des normes mais des références limitant carences, déséquilibres et excès
- concernent l'eau, l'énergie, les nutriments et leur répartition, les oligo-éléments et les vitamines

▶▶ ·······
L'équilibre ne s'établit pas sur une journée mais sur plusieurs jours ou semaines

→ BESOINS ET APPORTS HYDRIQUES CONSEILLÉS

Eau

60 % du poids du corps chez l'adulte.

Besoins hydriques

- De base : environ 2 500 mL (30 à 35 mL/kg/j) :
  - diurèse : 1 000 à 1 500 mL/j (adaptation possible)
  - sudation, perspiration : 500 à 1 000 mL/j
  - digestives : 100 mL
- Augmentent avec la chaleur et le travail physique intense
- Pertes pathologiques/j :
  - thermiques (300 mL/j par degré au-dessus de 37 °C)
  - digestives, respiratoires, cutanées, urinaires

Apports hydriques habituels

- Eau endogène (réaction d'oxydation) : 300 mL/j
- Eau des aliments : 1 000 mL/j
- Boissons : 1 300 mL/j
- Souvent insuffisants chez le sujet âgé

→ APPORTS ÉNERGÉTIQUES CONSEILLÉS

- Estimés à partir de la dépense énergétique de repos (DER) et du niveau d'activité physique (NAP) :
  - DET = DER × NAP
  - DER :
    - équation basée sur le poids, l'âge et le sexe et le poids (Harris-Benedict ou Black)
    - calorimétrie indirecte (spécialiste)
  - NAP :
    - AP faible : 1,4
    - AP moyenne : 1,6
    - AP forte : 1,8
    - AP intense : 1,9 chez la femme ; 2,0 chez l'homme

- Référence à DET moyenne :
  - selon le sexe et le NAP (kcal/j pour des sujets de 40 à 60 ans)

NAP	HOMMES (70 KG)	FEMMES (60 KG)
Faible	2 200	1 800
Moyen	2 500	2 000
Fort	2 800	2 300
Intense	3 200	2 400

  - en moyenne 35 kcal/kg chez un adulte ayant une activité modérée
- Apports énergétiques totaux (AET) couverts par les différents nutriments :
  - glucides : 4 kcal/g
  - protéines : 4 kcal/g
  - lipides : 9 kcal/g
  - alcool : 7 kcal/g

→ BESOINS EN MACRONUTRIMENTS

Répartition pour une alimentation équilibrée

- Protides : 12 % des AET
- Lipides : 30 à 35 % des AET
- Glucides : 50 à 55 % des AET

Protides

- ANC : 0,8 g/kg/j de protéines de haute valeur biologique
- 10-12 % des AET
- Nécessitent un apport calorique suffisant : 180-200 kcal/j par gramme d'azote
- 50 % d'origine animale ; 50 % d'origine végétale (afin de limiter les apports en lipides)

Lipides

- ANC : limiter à 30 à 35 % des AET
- 1/4 acides gras saturés (AGS) ; 1/2 AG mono-insaturés (AGMI), 1/4 AG polyinsaturés (AGPI)
- Les AGPI essentiels doivent être apportés en quantité suffisante :
  - acide linoléique (C18 : 2ω6) : huile de tournesol et maïs
  - acide α-linolénique (C18 : 3ω3) : huile de soja, colza et de noix
- Ratio ω6/ω3 proche de 5

Glucides

- Au minimum : 150 g/j
- ANC : 50 à 55 % des AET
- 1/5 de sucres simples

→ BESOINS EN FIBRES, OLIGOÉLÉMENTS ET VITAMINES

Fibres

- ANC 25 à 30 g/j
- 10-15 g de fibres solubles

Vitamines et oligoéléments

- Doivent retenir une attention particulière
- ANC pour un sujet adulte masculin de poids normal avec une activité physique modérée :
  - calcium : 900 mg/j (besoins plus élevés après la ménopause et chez le sujet âgé)
  - fer : 9 mg/j (besoins plus élevés chez la femme)
  - folates : 330 mg/j
  - vitamine B12 : 2,4 µg/j
  - vitamine A : 800 UI/j
  - vitamine E : 12 mg/j
  - vitamine D : 5 µg/j (200 UI) dans des conditions d'ensoleillement satisfaisantes, sinon 10 µg/j
  - fluor : 0,35 mg/j

→ GROUPES ALIMENTAIRES ET REPÈRES DE CONSOMMATION ALIMENTAIRE

Les groupes alimentaires permettent de transposer les ANC en repères de consommation :

- facilitent l'identification des individus à risque de carence ou de déséquilibre alimentaire
- grâce à la connaissance de leurs principales caractéristiques nutritionnelles :
  - densité énergétique (quantité de calories pour un volume donné)
  - densité nutritionnelle (richesse en nutriments essentiels : vitamines, oligo-éléments)
  - composition en macronutriments
  - contenu en vitamines et oligoéléments
- on associe à ces repères l'activité physique qui fait partie des conseils « nutritionnels » *(voir item 111)*
- les repères du PNNS comprennent en outre des repères pour la consommation de sel

Repères de consommation (Guide PNNS « La santé vient en mangeant et en bougeant - Guide alimentaire pour tous »)

GROUPES	CARACTÉRISTIQUES NUTRITIONNELLES	REPÈRES DE CONSOMMATION DU PNNS	CONSEILS PRATIQUES
Légumes, fruits	Faible densité énergétique Glucides Fibres et eau Densité nutritionnelle élevée : vitamine C, minéraux	Au moins 5 par jour	Crus, cuits, nature ou préparés Frais, surgelés, ou en conserve
Pain, céréales, pommes de terre, légumes secs	Glucides complexes Protéines végétales Peu de lipides, notamment AGS Fibres	À chaque repas, selon son appétit	Favoriser les aliments céréaliers complets ou le pain complet Privilégier la variété

GROUPES	CARACTÉRISTIQUES NUTRITIONNELLES	REPÈRES DE CONSOMMATION DU PNNS	CONSEILS PRATIQUES
Laits, produits laitiers (yaourts, fromages)	Protéines animales de bonne qualité biologique Apports variables en lipides (AGS) Calcium Vitamines B2, A, D	3 par jour	Privilégier les fromages les plus riches en calcium, les moins gras et les moins salés
Viandes, volaille, produits de la pêche, œufs	Protéines animales de bonne qualité biologique Apports variables en lipides (quantitatifs et qualitatifs) Fer Vitamines B1, B2, A	1 à 2 fois par jour	En quantité inférieure à celle de l'accompagnement Privilégier les viandes les moins grasses Poisson au moins 2 fois/semaine
Matières grasses ajoutées	Lipides Densité énergétique élevée Vitamines A et D	Limiter la consommation	Privilégier les MG végétales (huile d'olive, de colza...) Favoriser la variété Limiter les MG d'origine animale (beurre, crème...)
Sucre, produits sucrés	Glucides simples Apport énergétique de faible densité nutritionnelle	Limiter la consommation	Attention aux boissons sucrées Attention aux aliments gras et sucrés à la fois (pâtisseries, chocolat, glaces...)
Boissons	Eau : seule boisson indispensable Sodas et boissons aux fruits : 100 g glucides/L (400 kcal) Bière et cidre : 350 à 450 kcal/l Vin à 12° : 700 kcal/L Jus de fruits : 100 g glucides/L mais apports de micronutriments (identiques aux fruits)	De l'eau à volonté	Au cours et en dehors des repas Limiter les boissons sucrées Ne pas dépasser 2 verres/j de boisson alcoolisée pour les femmes et 3 pour les hommes
Sel		Limiter la consommation	Préférer le sel iodé Ne pas resaler Réduire l'ajout de sel dans les eaux de cuisson Limiter fromages et charcuteries les plus salés et produits apéritifs salés
Activité physique		Au moins l'équivalent de 30 minutes de marche rapide par jour	Intégrer l'activité physique dans la vie quotidienne

→ SPÉCIFICITÉ DES BESOINS NUTRITIONNELS DE LA PERSONNE ÂGÉE

▶▶ ....

Voir également item 61 « Trouble nutritionnel chez le sujet âgé »

Rappels physiologiques

- Diminution de la DET avec l'âge :
  - diminution de la masse musculaire (et de la DER)
  - diminution de l'activité physique
- Facteurs favorisant les déficits nutritionnels qualitatifs et quantitatifs :
  - diminution de la masse hydrique et défaut d'adaptation de la sensation de soif aux pertes
  - diminution des réserves protidiques
  - altération de la glycorégulation
  - modifications physiologiques liées à l'âge et contexte psychosocial limitant les apports :
    - altération du goût, de la dentition, de la mastication, etc., troubles fonctionnels digestifs, diminution de la capacité physique, médicaments
    - isolement, précarité...
  - augmentation de la perte calcique (notamment chez la femme ménopausée) et diminution de l'absorption intestinale régulée de calcium
  - fréquence des comorbidités : limitation des apports alimentaires ; augmentation des besoins énergétiques et protidiques

Spécificités des besoins nutritionnels chez le sujet âgé

- Augmentation des besoins hydriques
- Besoins énergétiques inférieurs à ceux de l'adulte jeune (DET de l'ordre de 30 kcal/kg/j)
- Besoins protidiques conservés, voire augmentés : 1 à 1,2 g/kg/j, protides de haute valeur biologique
- Augmentation des besoins en calcium (1 200 mg/j) et en vitamine D
- Augmentation des besoins en folates
- Veiller à éviter les déficits les plus fréquents : calcium et vitamine D, acide folique, magnésium, fer, zinc et sélénium ; vitamines B1, B2, B6 et C
- Promouvoir l'activité physique (maintien de la masse musculaire)

▶▶ ....

Dépister précocement les situations à risque de dénutrition et prévenir l'évolution vers une dénutrition, particulièrement fréquente chez le sujet âgé *(voir item 61)*

→ BESOINS SPÉCIFIQUES DE LA FEMME ENCEINTE ET DE LA FEMME ALLAITANT

Rappels physiologiques et physiopathologiques

Besoins spécifiques liés à la grossesse et à l'allaitement

Besoins énergétiques

- Trois composantes :
  - besoins du fœtus et de ses annexes (quasi nuls au 1er trimestre, 80 kcal/j au 3e)
  - constitution d'une réserve de lipides dans l'organisme
  - augmentation de la DER à partir du 2e trimestre
- Besoins totaux théoriques :
  - 100 à 150 kcal/j au 2e trimestre, 200 à 300 kcal/j au 3e, 500 kcal/j au cours de l'allaitement

- probablement surestimés : apports énergétiques avant la grossesse souvent excédentaires, réserves adipeuses préexistantes

Besoins protidiques

- 1 g/j pendant le 1er trimestre, 6 g/j pendant le 2e, 10 g/j pendant le 3e
- Couverts si alimentation non déficitaire (apports habituels supérieurs aux besoins)

Besoins en micronutriments et vitamines

- Impact dès la période périconceptionnelle et pendant la grossesse
- Besoins habituellement couverts par une alimentation équilibrée
- Attention particulière pour l'acide folique, le fer, le calcium et la vitamine D, l'iode

Conséquences d'apports ou d'une prise de poids inadaptés

Apport énergétique < 1 500 kcal/j et/ou prise de poids insuffisante

- Production de corps cétoniques (délétères pour le développement cérébral du fœtus)
- Risque de RCIU et de faible poids de naissance (facteur de risque d'obésité à l'âge adulte)

Obésité, prise de poids excessive, diabète gestationnel

Risque accru de macrosomie (poids > 4 kg) et de complications périnatales.

Diabète gestationnel

Risque accru de diabète ultérieur chez la mère et son enfant.

Prise de poids optimale

Femmes de corpulence normale

- 9 à 15 kg (1 kg/mois les 2 premiers trimestres, 500 g/semaine le 3e)
- Une prise > 15 kg augmente le risque de complications lors de l'accouchement

Femmes obèses

6 à 8 kg (risque accru de macrosomie et de diabète gestationnel).

Femmes maigres ou grossesse gémellaire

Supérieure à 12 kg.

Conseils nutritionnels spécifiques chez la femme enceinte

Surveiller le poids et favoriser une prise de poids optimale

- Le plus souvent, pas d'augmentation des apports énergétiques au cours du 1er trimestre
- Augmentation de 100 à 200 kcal/j au cours du 3e trimestre en fonction de la prise de poids
- Dépister les prises de poids insuffisantes et les anomalies du comportement alimentaire :
  - 3 repas par jour, arrêt des restrictions, correction des déséquilibres alimentaires
  - au minimum 1 600 kcal/j et 1 g/kg/j de protéines

- si maigreur, vomissements, prise de poids insuffisante : fractionnement des repas et supplémentations
- Dépister les prises de poids excessives :
  - structurer les repas
  - limiter les apports sans descendre en dessous de 1 600 kcal/j

Prévenir les déficiences en minéraux et vitamines (acide folique, fer, calcium et vitamine D, iode)

▶▶·······

Idéalement dès le projet de grossesse (alimentation équilibrée)

Situations à risque

- Facteurs individuels (maigreurs et troubles du comportement alimentaire, régime végétarien, adolescentes, grossesses rapprochées ou gémellaires)
- Facteurs sociaux (personnes défavorisées)

Prévenir les carences en acide folique

- Spina bifida (la fermeture du tube neural survient au cours des 3 premières semaines de gestation)
- Prématurité et RCIU
- ANC : 400 µg/j avant et pendant la grossesse
- Aliments riches en acide folique : levure, foie ; pâté de foie ; salade verte, châtaigne, noix, amandes ; légumes verts, maïs, petits pois, pois chiches, melon, fromages fermentés, de façon moindre agrumes, bananes, kiwis, céréales complètes
- Supplémentation systématique en période périconceptionnelle et au cours de la grossesse (400 µg/j ; 5 mg/j si antécédents de spina bifida)

Prévenir et traiter les carences martiales

- Asthénie et anémie chez la mère
- Prématurité et hypotrophie fœtale
- En France, 1/4 des femmes enceintes (4,5 % avec anémies)
- ANC : 25-30 mg/j du 4e au 9e mois de grossesse
- Identification des patientes à risque : grossesses rapprochées, faible consommation de viande, antécédent de carence martiale
- Dépistage de la carence (en tenant compte de l'hémodilution liée à la grossesse)
- Supplémentation si nécessaire (50 mg de fer métal/j)

Prévenir la carence en calcium et en vitamine D

- Perte osseuse chez la mère et défaut d'accrétion chez le fœtus
- Carence en vitamine D quasi constante en fin de grossesse
- Pendant les 1res semaines de vie, le nouveau-né ne peut synthétiser la vitamine D (augmentation du risque d'hypocalcémie pendant les premiers jours de vie)
- ANC Ca : > 1 000 mg/j pendant la grossesse et l'allaitement
- ANC vitamine D : 10 µg (400 UI)/j dès le début de la grossesse
- Encourager la consommation de produits laitiers
- Supplémentation systématique en vitamine D, notamment pendant les mois d'hiver (100 000 à 200 000 unités à la fin du 2e trimestre *per os* en 1 fois)

Prévenir la carence en iode

- Avortements, prématurité, mortalité périnatale, hypothyroïdie, déficiences mentales
- Supplémentation en iode dans les zones de carence

Éviter un apport excessif en vitamine A (tératogène au-delà de 3 000 UI/j)

- Déconseiller la consommation de foie
- Supplémentation contre-indiquée pendant la grossesse (attention aux polyvitamines)

Aider les femmes à interrompre les prises de toxiques (tabac, alcool, cannabis...) avant la grossesse

- Le tabac altère le développement placentaire (RCIU, prématurité, mort subite)
- L'alcool est toxique pour le cerveau du fœtus (pas de seuil de risque).

Limiter les risques sanitaires liés à la consommation de certains aliments (listériose, toxoplasmose)

Information orale, étayée par l'information écrite disponible dans le carnet de grossesse.

Listériose

- Éviter les fromages à pâte molle et au lait cru et la charcuterie à la coupe
- Éviter les viandes, coquillages, poissons crus et fumés

Toxoplasmose (en cas de séronégativité)

- Consommer la viande cuite ; se laver les mains après avoir manipulé de la viande crue
- Éplucher et rincer les légumes et fruits consommés crus, ainsi que les herbes aromatiques
- Éviter le contact avec les chats (ou tout élément ayant pu être contaminé par leurs déjections)
- Ne jardiner qu'avec des gants et se laver les mains après

Encourager l'activité physique

- Encourager l'activité physique d'intensité modérée (quotidien, loisirs)
- Éviter les efforts intenses

Promouvoir l'allaitement

- Mode d'alimentation le plus adapté au développement harmonieux de l'enfant
- Limite le risque d'allergies
- Facilite la perte du poids acquis pendant la grossesse

ÉVALUATION DE L'ÉTAT NUTRITIONNEL - DÉNUTRITION

→ INTRODUCTION

- Que cela soit par excès (obésité) ou déficit (dénutrition protido-énergétique), toute altération de l'état nutritionnel est un facteur de morbi-mortalité des affections médico-chirurgicales
- L'indice de masse corporelle (IMC) est à la base de l'évaluation de l'état nutritionnel

Valeurs de référence de l'IMC chez l'adulte non âgé

CLASSIFICATION	IMC (P/T^2 EN KG/M²)*	RISQUE ASSOCIÉ DE COMORBIDITÉ
Dénutrition certaine	< 16	Sévère
Dénutrition probable	16,0 à 18,5	Modéré
Valeurs de référence	> 18,5 à 24,9	Référence
Surpoids	25,0 à 29,9	Légèrement augmenté
Obésité	⩾ 30,0	
Type 1 (modérée)	30,0 à 34,9	Modérément augmenté
Type 2 (sévère)	35,0 à 39,9	Fortement augmenté
Type 3 (massive, morbide)	⩾ 40	Très fortement augmenté

* IMC = rapport du poids (P en kg) sur la taille au carré (T en m).

- Seule est abordée ici la dénutrition de l'adulte non âgé :
  - les conséquences de l'obésité sont abordées dans l'item 267
  - la situation du sujet âgé (seuils de dénutrition différents du sujet non âgé) est abordée dans l'item 61

Algorithme de dépistage et de prise en charge de la dénutrition chez le sujet hospitalisé (PNNS). *Voir page suivante.*

→ ÉVALUATION DE L'ÉTAT NUTRITIONNEL

Évaluation de l'état nutritionnel

- Doit être faite devant toute situation à risque nutritionnel
- Doit être réalisée en routine lors de tout examen clinique d'admission hospitalière
- Doit figurer dans le dossier du patient hospitalisé, de même que son évolution
- Repose en première intention sur le poids (actuel et habituel), la taille et l'IMC

Données cliniques

- Amaigrissement : principal signe d'alerte :
  - > 2 % en 1 semaine
  - > 5 % en 1 mois
  - ou > 10 % en 6 mois.

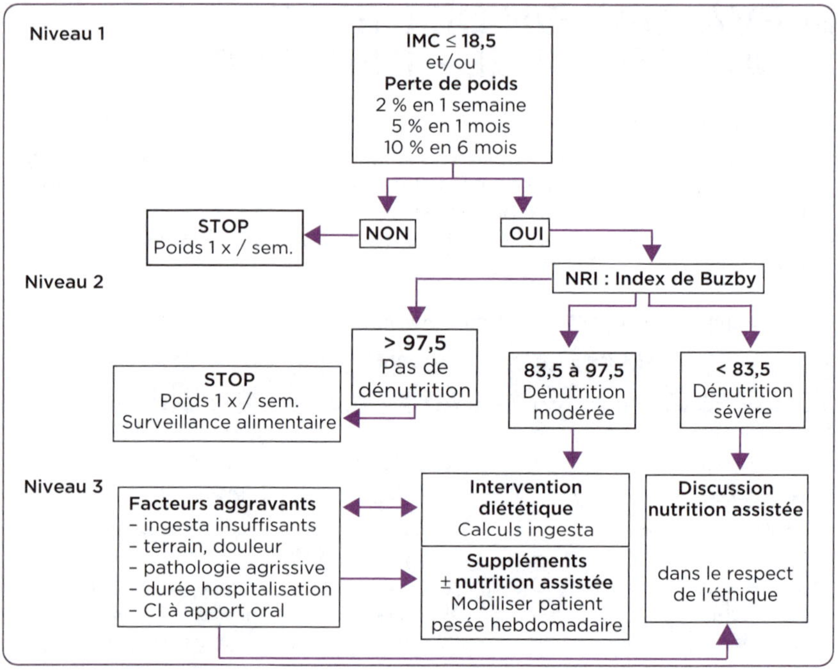

Algorithme de dépistage et de prise en charge de la dénutrition chez le sujet hospitalisé (PNNS)

- Indice de masse corporelle :
  - normal entre 18,5 et 25
  - dénutrition probable si IMC < 18,5
  - si la taille ne peut être mesurée, estimation à partir de la hauteur talon-genou (formule de Chumlea)
- Attention : la présence d'œdèmes peut masquer la dénutrition
- Autres éléments cliniques d'intérêt non recommandés en routine par les référentiels nationaux
  - la circonférence musculaire brachiale : estimation de la masse maigre
  - la force musculaire (dynamomètre manuel : Handgrip)
- Les signes fonctionnels et cliniques de dénutrition viennent à l'appui des paramètres anthropométriques :
  - fonctionnels (mémorisation, concentration, asthénie, diminution des capacités physiques…)
  - fonte du tissu adipeux sous-cutané et musculaire
  - altération des phanères et des muqueuses
  - hypotension artérielle, bradycardie
  - troubles digestifs (constipation…)
  - ostéoporose

Marqueurs biologiques

Albuminémie

- Normale entre 35 et 50 g/L
- Dénutrition modérée : 30 à 35 g/L ; dénutrition sévère : < 30 g/L
- À interpréter en fonction de l'existence d'un état inflammatoire (CRP) ou d'une autre cause d'hypoalbuminémie (insuffisance hépatique, syndrome néphrotique, pertes digestives)
- Du fait de sa demi-vie longue (21 jours) :
  - reflète l'état nutritionnel des dernières semaines
  - est peu réactive à la renutrition

Transthyrétine ou préalbumine

- Normale entre 0,25-0,35 g/L
- Dénutrition modérée 0,15-0,25 g/L ; dénutrition sévère < 0,15 g/L
- Également affectée par l'existence d'un état inflammatoire
- Demi-vie courte (48 heures) : intérêt pour suivre la réalimentation

Index multiparamétriques : le **nutritional risk index** *(NRI) ou index de Buzby*

- Fait référence chez l'adulte jusqu'à 75 ans : *NRI = 1,519 x albuminémie (g/L) + 0,417 x (poids actuel / poids usuel) x 100*
- Normal > 97,5 %
- Dénutrition modérée : 83,5 à 97,5 %
- Dénutrition sévère : < 83,5 %

▶▶ ....

En pratique, un algorithme de dépistage à 2 niveaux peut être proposé à large échelle (*voir figure* supra) :
→ un niveau 1 - niveau d'alerte - reposant sur la vitesse d'amaigrissement et l'IMC
→ un niveau 2 - de confirmation - reposant sur l'indice de Buzby (et nécessitant donc, outre la mesure du poids actuel et habituel, l'évaluation de l'albuminémie)

→ PRISE EN CHARGE DE LA DÉNUTRITION

Vise à prévenir les conséquences de la dénutrition

- Déficit immunitaire et risque de surinfection (× 2 à 2,5)
- Augmentation du risque de chutes et de fractures
- Défaut de cicatrisation et risque d'escarres
- Augmentation de la morbi-mortalité postopératoire et hospitalière
- Augmentation de la durée d'hospitalisation et des coûts de santé

Identifier et agir sur les éléments favorisant la dénutrition

- La dénutrition survient si les apports protéinoénergétiques sont inférieurs aux besoins :
  - elle peut être prévenue ou au moins limitée par la mise en place :
    - de mesures de dépistage précoce des risques de malnutrition et/ou de la malnutrition
    - l'adaptation des apports nutritionnels aux besoins du patient
  - elle est favorisée par les situations d'agression (augmentation des besoins)

- Trois types de dénutrition :
  - par carence d'apports (qui doivent être évalués)
  - secondaires à un hypermétabolisme
  - mixtes associant défaut d'apport relatif ou absolu et hypermétabolisme

Mettre en place une renutrition

- Après correction des troubles hydroélectrolytiques, et supplémentation en vitamines et oligoéléments
- Basée sur l'évaluation des besoins énergétiques :
  - DER × facteur de correction, de 1,2 (sujet alité non agressé) à 1,8 (infections sévères, polytraumatismes ou brûlures étendues)
  - besoins en eau en tenant compte des pertes pathologiques, d'une hyperthermie (+ 300 mL/degré > 37 °C)
  - besoins en protéines : 1,0 à 1,5 g/kg (jusqu'à 20 % des calories si agression)
  - besoins en électrolytes, en oligoéléments et vitamines couverts par les solutions nutritives du commerce (orales ou entérales)
  - d'autant plus progressive que la dénutrition est sévère
- Trois modalités :
  - soutien nutritionnel par voie orale de première intention sauf si contre-indication (CI)
  - nutrition entérale (impossibilité ou insuffisance de la nutrition orale)
  - nutrition parentérale (malabsorptions sévères, occlusions intestinales, échec de nutrition entérale)
- Les comités de liaison en alimentation et nutrition (CLAN) peuvent aider à l'organiser en milieu hospitalier

Soutien nutritionnel oral

Modifications de l'alimentation

- Fractionnement, texture, enrichissement :
  - augmentation de la densité énergétique
  - protéines (poudre de lait, œuf, fromage râpé, crème...)
- Éviter les périodes de jeûne prolongées
- Adaptation au goût, aide au repas, éviter l'isolement...

Compléments nutritionnels oraux

- Hyperénergétiques et/ou hyperprotidiques
- À administrer à distance des repas (au moins 2 heures)

Nutrition entérale

- CI : occlusions intestinales et tube digestif non fonctionnel
- Après consentement éclairé du patient ou de sa famille

Modalités

- Sonde nasogastrique si transitoire ; sonde de gastrostomie si prévue pour > 1 mois
- Isocalorique/iso-osmolaire initialement
- Débutée progressivement (250 à 500 mL à J1)
- Débit adapté à la tolérance digestive (75 à 100 mL/h)
- Possibilité de poursuite à domicile (prestataire de services spécialisé, HAD...)

Surveillance

- État nutritionnel
- Tolérance et observance

Complications

- Pneumopathie : reflux gastro-œsophagien ; mauvais positionnement de la sonde
- Diarrhée : débit excessif, solutions hyperosmolaires, colonisation bactérienne des tubulures

Nutrition parentérale

Modalités

- Assistance nutritionnelle : en complément d'une nutrition orale ou entérale insuffisante :
  - voie intraveineuse périphérique si < 1 semaine
  - préférer voie centrale si > 1 semaine
  - mélange ternaire ; 600 à 1 200 kcal/j
- Nutrition parentérale totale : apports digestifs inexistants :
  - voie centrale
  - mélange ternaire ou solution sur mesure (pharmacies centrales des hôpitaux)
- Prévoir perfusion de polyvitamines, vitamine K et oligoéléments

Surveillance

- Abord veineux (veinite, thrombose, infection)
- État nutritionnel et ionogramme

111

Sport et santé. Aptitude aux sports chez l'enfant et chez l'adulte. Besoins nutritionnels chez le sportif

Objectifs

- **Conduire un examen médical d'aptitude au sport**
- **Exposer les bénéfices et les inconvénients de la pratique sportive chez l'enfant et l'adulte**
- **Exposer les besoins nutritionnels chez le sportif enfant et chez le sportif adulte**
- **Argumenter les précautions et contre-indications à la pratique sportive intensive**

Recommandations, consensus

- **Institut national de la santé et de la recherche médicale (ANAES) (2008) :** Activité physique : contextes et effets sur la santé

PHYSIOLOGIE DE L'EXERCICE

Puissance effort	*Durée effort*	*Facteurs limitants autres que stocks de substrat*	*Source énergie*
Très intense	Quelques secondes	-	ATP et p-Cr musculaire
Intense	Quelques minutes	Production lactate	Glycogène musculaire
Faible à élevée glucides > lipides	Prolongé	VO_2 max	Glycogène musculaire Lipides, AGL

Glycogène musculaire
- principal facteur limitant de l'effort intense

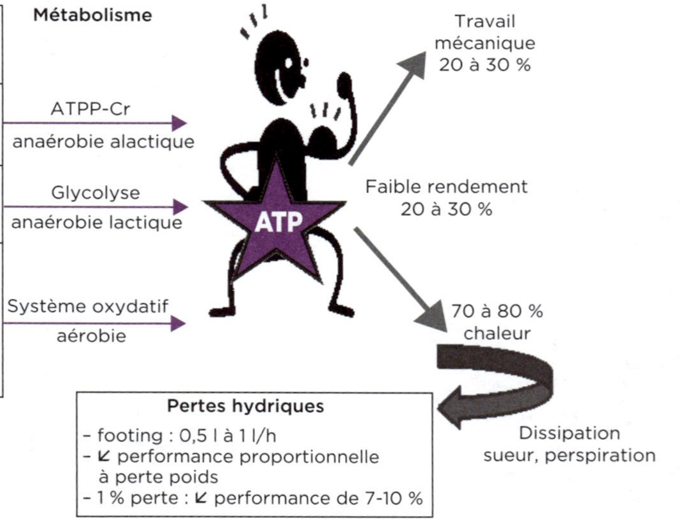

Physiologie de l'exercice

BÉNÉFICES DE L'ACTIVITÉ PHYSIQUE

DÉFINITIONS

- Activité physique (AP) :
  - tous les mouvements effectués dans la vie quotidienne
  - caractéristiques : intensité, durée, fréquence
  - contexte : professionnel, domestique et vie courante (transport pour les actifs), loisirs (y compris AP sportive)
- Inactivité physique : absence d'AP déclarée
- Comportement sédentaire : occupations avec une dépense énergétique (DE) proche de celle de repos (par exemple : regarder la télévision)
- AP et sédentarité : deux dimensions indépendantes associées respectivement de façon favorable et défavorable à l'état de santé

PRINCIPAUX BÉNÉFICES POUR LA SANTÉ D'UNE PRATIQUE RÉGULIÈRE D'AP

- Est associée à une réduction de la mortalité prématurée (- 30 %)
- Augmente la qualité de vie
- Participe à la **prévention** des principales pathologies chroniques : cancers (- 30 % pour le côlon, - 20 % pour le sein), maladies cardiovasculaires (- 20 à 35 %), diabète de type 2, HTA, dyslipidémies
- Prévient l'ostéoporose chez la femme et participe au maintien de l'autonomie des personnes âgées
- Est associée à une amélioration de la santé mentale (anxiété, dépression)
- Aide au contrôle du poids corporel chez l'adulte et l'enfant
- Est un élément majeur **du traitement** des principales pathologies chroniques (cardiopathies ischémiques, BPCO, obésité, diabète de type 2, maladies neurologiques, rhumatismales et dégénératives...)

RECOMMANDATIONS POUR LA POPULATION GÉNÉRALE ADULTE POUR LA PRÉVENTION DES MALADIES CHRONIQUES

- 150 à 300 min/semaine d'AP en endurance d'intensité modérée (marche à un pas soutenu) ou 75 à 150 min/semaine d'AP en endurance plus intense ou toute combinaison équivalente d'AP en endurance d'intensité modérée et élevée. (Les activités de la vie courante d'intensité modérée $\geqslant$ 10 min d'affilée peuvent être comptées)
- Exercices de résistance (musculation) 2 fois/semaine encouragés

APTITUDE AU SPORT

OBJECTIFS DE LA CONSULTATION MÉDICALE D'APTITUDE AU SPORT : IVRE

- **I**ncapacité transitoire ou définitive à dépister
- **V**ital **R**isque à éliminer :
  - mort subite

- Education et prévention
  - tabac et alcool
  - dopage
  - troubles psychologiques

→ RISQUES LIÉS À LA PRATIQUE DU SPORT

- Mort subite à l'épreuve : cardiovasculaire
- Retard de croissance staturo-pondéral (gymnastes)
- Retard pubertaire, aménorrhée primaire ou secondaire
- Troubles ostéo-articulaires
- Psychologiques : dopage, épuisement
- Anorexie mentale, conduites à risque...

→ INTERROGATOIRE :

ATCD familiaux

- Pathologies notables
- Cardiovasculaires :
  - mort subite
  - cardiopathie ischémique
  - hypercholestérolémie familiale

ATCD personnels

- Carnet de santé +++
- Maladie chronique
- Cardiopulmonaires :
  - malformations congénitales
  - troubles du rythme
  - ± avis cardiologique

Signes cliniques d'intolérance à l'effort

Rechercher activement +++

- Douleur thoracique
- Essoufflement anormal
- Palpitations
- Malaises
- Difficultés à récupérer
- Vomissements ou nausées

Interrogatoire hygiénodiététique

- Type d'alimentation : équilibrée, végétarien
- Rythme de sommeil
- Consommation : tabac, alcool, stupéfiants

Activité sportive : déterminer l'intensité

- Endurance ou effort bref et intense
- Autres activités physiques que celle pour laquelle est demandé le certificat
- h/semaine : activité intense si > à 1 h/semaine et par année d'âge même si réparti sur plusieurs types de sports compétition ou loisir

→ EXAMEN CLINIQUE

- Systématique
- Appareil par appareil
- Insister sur ceux sollicités par le type de sport (ORL et plongée).
- Auxologie :
  - noter et reporter poids et taille sur les courbes de croissance et noter le stade pubertaire (Tanner)

Examen clinique cardiovasculaire

- Auscultation
  - souffle organique ? diastolique, intense, long, râpeux, non modifié par le changement de position
  - arythmie ?
- Pouls fémoraux
  - abolition d'une coarctation aortique
- Pression artérielle

Épreuve de Ruffier-Dickson

- Principe :
  - mesurer fréquence cardiaque de repos (P)
  - faire 30 flexions sur les jambes en 45 secondes remesurer la fréquence cardiaque juste après l'effort (P') et 1 minute après (P'')
  - calcul : $I = [(P' - 70) + 2 (P'' - P)]/10$
  - résultat :
    - $0 < \text{bon} < 2{,}9$
    - $3 < \text{moyen} < 6$
    - > 8 mauvais résultat
  - remise en cause car :
    - grande variabilité de la fréquence cardiaque de repos (stress de l'examen, adolescent)
    - fréquence cardiaque de récupération souvent diminuée chez l'enfant (vagal)
  - intérêt pour le suivi d'un sportif donné.
- Reste conseillé pour certaines fédérations sportives (athlétisme, volley-ball, ski)

→ EXAMENS PARACLINIQUES

- ECG de repos
  - QT long
  - troubles du rythme
- Selon orientation

→ CERTIFICAT DE NON CONTRE-INDICATION (PLUTÔT QUE D'APTITUDE !)

- Obligatoire
  - licence
  - compétition
- Non obligatoire dans les autres cas :
  - l'assurance responsabilité civile suffit
  - en pratique difficile de refuser

- Engage la responsabilité
- Aucun élément d'ordre médical : atteinte au secret médical.
- Atteste
  - l'absence de contre-indication à la pratique d'activité physique et sportive (APS) correspondant à la licence demandée
  - l'absence de contre-indication à la pratique des compétitions
  - possibilité de regrouper les 2
- Consultation médicale non remboursée

EXEMPLE DE CERTIFICAT DE NON CONTRE-INDICATION À LA PRATIQUE SPORTIVE

- « Après examen de Mr X, aucun signe contre-indiquant la pratique de sport n'a été constaté dans sa catégorie d'âge.
- Pour faire valoir ce que de droit. Dr Y »
- Dater et signer.

→ CERTIFICATS PAR MÉDECINS QUALIFIÉS

- Types de sports :
  - sport de combat pour lequel la « mise hors de combat » est autorisée
  - alpinisme de pointe
  - armes à feu
  - sports aériens (hors modélisme !)
  - sports sous-marins
- Valable
  - 120 j pour une première licence
  - 180 j pour un renouvellement
  - renouvelé tous les ans
- Obligation d'information du sportif par le médecin
  - accidents souvent minorés par le sportif

→ CAS PARTICULIER DU PATIENT AVEC MALADIE CHRONIQUE

- Possibilité pour la majorité des malades chroniques de faire du sport
- Souhaitable que l'enfant malade puisse suivre le cours d'éducation sportive avec sa classe
  - Projet d'Accueil Individualisé (PAI)
  - adaptations nécessaires
  - traitement à mettre en urgence si besoin (crise d'asthme, traitement d'une hypoglycémie du diabétique…)
- Considérer aspect médical
  - degré d'autonomie du patient : éducation et traitement
  - degré d'autonomie du patient
  - prendre avis du spécialiste qui le suit
- Pathologies et sports contre-indiqués :
  - plongée pour l'épileptique et l'asthmatique par exemple

BESOINS NUTRITIONNELS CHEZ LE SPORTIF

→ ASSURER LES BESOINS ÉNERGÉTIQUES, 1re PRIORITÉ

- AP = composante la plus variable de la dépense énergétique totale (DET) :
  - fonction de l'AP pratiquée (intensité, durée, fréquence) et du sujet
    - DET à peine augmentée pour une AP de 3 h/semaine
    - DET x 2 pour un marathon, x 3 à 4 pour le Tour de France (6 500 à 10 000 kcal/jour)
  - variable au cours de l'année (intersaison *vs* compétition)
- Conseils nutritionnels :
  - évaluation des apports et de la DET (en tenant compte des activités pratiquées)
  - stabilité pondérale à un niveau optimal
  - apports supplémentaires : repas et collations denses en énergie, apportant protéines et micronutriments
- Apports énergétiques insuffisants :
  - perte de masse musculaire et osseuse, et diminution de la performance
  - attention aux pertes de poids précompétitives (discipline à contrainte de poids)

→ MACRONUTRIMENTS

Assurer les apports en glucides ++

- Réserves (glycogène musculaire) principal déterminant de l'épuisement du sportif
- En pratique :
  - index glycémique (IG) faible à distance de l'exercice, élevé à proximité
  - avant la compétition : augmenter les stocks de glycogène :
    - proportionnels aux apports (en % AET)
    - ANC : 55-65 % à 70 % AET (600 à 800 g) : complexes, IG faible (pâtes, riz, pommes de terre...)
  - pendant la compétition (> 1 h) : maintenir la glycémie et épargner le glycogène
    - glucides en solution plus efficaces que solides
    - glucose, saccharose ou polymères de glucose
    - 150 à 300 mL d'une solution (30 à 100 g/L) de glucose ou équivalent toutes les 15 à 30 min
  - après l'activité : reconstituer le glycogène (maximum dans les 2 premières heures)
    - pendant 2 à 4 heures : boissons contenant du glucose (0,15 à 0,25 g/kg toutes les 15 min)
    - au-delà de 1 heure : solides (poursuivis 6 heures, permettent la régénération du glycogène en 24 heures)

Assurer les besoins minimaux en lipides

- Substrat énergétique des exercices d'intensité modérée et prolongés
- ANC : 20-30 % AET (pour permettre l'augmentation des glucides)
- ANC en acides gras essentiels similaires à ceux de la population générale

Assurer les besoins en protéines

- En général couverts par l'augmentation des AET si équilibrée
- AP modérée (3 fois 30 à 60 min/semaine) : ANC identique à population générale
- Sports d'endurance : 1,5-1,7 g/kg/j (12-16 % AET), couverts du fait de l'augmentation des AET
- Sports de force (par exemple, haltérophilie) :
  - maintien de la masse musculaire : 1-1,2 g/kg/j
  - augmentation de la masse musculaire : 2 à 3 g/kg/j au maximum 6 mois
  - maxi 1/3 sous forme de suppléments protéiques (sans dépasser 1 g/kg/j)

→ COMPENSER LES PERTES D'EAU ET D'ÉLECTROLYTES (NACL) LIÉES À L'EXERCICE

- Surveillance : pesée avant et après l'exercice (la soif, trop tardive, mauvais critère)
- Adjonction de NaCl :
  - limite la baisse de volume plasmatique pendant l'exercice
  - indispensable pour éviter une hyponatrémie si exercice > 8-10 heures
- En pratique :
  - avant l'exercice : prévenir le déficit (surtout si chaud et humide) :
    - 500 mL en 2 heures, fractionnés
  - pendant l'exercice : ajuster à la perte prévisible :
    - < 1 heure : 1/2 de la perte de poids prévisible ; NaCl non nécessaire
    - 1 à 3 heures : jusqu'à 1,5 L/h selon l'intensité et le climat ; NaCl (1,2 g/L de boisson) conseillé
    - > 3 heures : de 0,5 à 1 L/h, NaCl dans la boisson
  - après l'exercice : restaurer rapidement l'équilibre hydrominéral :
    - 150 % de la perte pondérale (NaCl : 1,2 g/L de boisson)
    - pas de sel sous forme de comprimés (aggravation de la déshydratation, troubles digestifs)

→ ASSURER LES BESOINS EN MINÉRAUX ET VITAMINES

- Besoins en général couverts sans supplément du fait de l'augmentation des AET (si alimentation équilibrée) :
  - maintien de l'état de santé, performance, protection et réparation cellulaire
  - AP occasionnelle (1 à 3 h/semaine) : ANC de la population générale
  - sport d'endurance : augmentation des besoins en vitamines « à rôle énergétique » (thiamine, riboflavine, niacine, vitamine B6) et en vitamines « antioxydantes » (vitamines C, E et bêtacarotène)
  - sports de force : augmentation des besoins en vitamines B6 et « antioxydantes »
- Pas d'effet démontré des supplémentations mais conséquences néfastes des déficits :
  - attention aux déficits en fer (femmes, pertes digestives et sudorales si exercice intense et prolongé)
  - sportifs à risque :
    - sports à contrainte de poids
    - alimentation riche en glucides à faible densité nutritionnelle
    - exclusion d'un ou plusieurs groupes d'aliments

L'ALIMENTATION DU SPORTIF : PRINCIPES

- L'alimentation du sportif répond aux adaptations physiologiques à l'exercice
- Elle repose sur une alimentation équilibrée et diversifiée, sous forme de repas et de collations
- La 1re priorité est de couvrir l'augmentation de ses besoins énergétiques
- Les glucides sont le principal substrat des AP d'intensité élevée
- Les lipides sont le substrat des AP d'intensité modérée et prolongées
- Avant l'effort, l'objectif est une hydratation correcte et des stocks maximaux de glycogène musculaire : glucides complexes, à index glycémique (IG) faible
- Au cours de l'effort, 3 priorités : réhydrater, resucrer et reminéraliser (boissons sucrées avec NaCl)
- Après l'effort : compenser rapidement les pertes hydriques et régénérer les stocks de glycogène
- Le plus souvent, les besoins en protéines, vitamines et minéraux sont couverts par l'augmentation des apports énergétiques

Pour le sportif enfant, on suit les mêmes principes d'alimentation, en tenant compte des besoins nutritionnels selon l'âge et la période de croissance.

179

Prescription d'un régime diététique

Objectifs

- **Argumenter les facteurs favorisant l'adhésion aux régimes diététiques**
- **Principes de prescription des principaux régimes diététiques**

PRINCIPES GÉNÉRAUX

→ CONTEXTE

- Difficultés majeures pour changer les habitudes alimentaires et les habitudes de vie :
  - taux de succès final dans l'obésité (perte de poids - 20 % maintenue au-delà de 1 an) de l'ordre de 20 %
  - il est plus facile de corriger des erreurs que de changer diffusément l'ensemble d'un comportement
  - savoir parfois renoncer à ses ambitions ou les limiter
- L'intervention s'inscrit dans la durée : procéder étape par étape, évaluation, correction

→ CONSÉQUENCES

- Adopter une attitude empathique
- S'appuyer sur le recueil d'informations :
  - s'adapter au contexte psychosocial et familial
  - prendre en compte les pathologies psychiatriques sous-jacentes et savoir au besoin différer l'intervention diététique
  - procéder à un « diagnostic éducatif » :
    - état d'esprit
    - motivations
    - connaissance de la maladie et des enjeux
  - enquête alimentaire :
    - séquences
    - habitudes
    - modalités de préparation des repas
    - prise des repas

  - troubles du comportement alimentaire
  - estimation calorique : rappel pondéré ; recueil par semainier
- Se fixer des objectifs prioritaires et accessibles
- Savoir s'appuyer sur diététiciennes et infirmières
- Savoir utiliser à bon escient les séjours en centre diététique
- Ne jamais oublier les autres mesures hygiéno-diététiques complémentaires :
  - activité physique
  - tabac (difficultés particulière avec l'obésité)
- Notion de synergie mesures diététiques + traitement médicamenteux

OBÉSITÉ

OBJECTIFS PONDÉRAUX

- Accessibles :
  - objectif limité : pas de retour au poids physiologique
  - amélioration du syndrome métabolique et du risque CV si perte de 3 à 5 kg
- Modulés selon âge et complications potentielles, personnalisés
- Durables : se maintenir (éviter yoyo)

INTERVENIR SUR LES COMPLICATIONS

- Somatiques : mécaniques, psychosomatiques
- Psychiques

CONTEXTE

- Motivations du malade, du médecin…
- Échecs, essais antérieurs

MOYENS

Abord non diététique

- Lutter contre les facteurs de risque cardiovasculaire associés

> L'arrêt du tabac induit une prise de poids mais induit une diminution du risque cardiovasculaire probablement supérieure à l'augmentation du risque consécutive à la prise de poids

- Activité physique : théoriquement idéale, mais souvent sédentarité opiniâtre
- Hygiène de vie-thérapie comportementale :
  - contexte psychologique
  - se supporter
  - se changer ? Aide par thérapie comportementale +++
  - groupes d'obèses
  - savoir varier les approches, sinon risque de lassitude +++

Régimes

- Objectifs :
  - – 10 % du poids initial
  - le long terme

- Méthode : - 20-30 % de l'apport calorique, - 600 kcal :
  - corriger des erreurs :
    - alcool
    - pain
    - fromage
    - charcuterie
    - biscuits
    - confiseries
    - grignotage : salé, confiseries
  - interdit d'interdire : privilégier les mesures positives :
    - remplacer le fromage par des laitages écrémés
    - remplacer la viande par du poisson
    - consommer des légumes 2 fois par jour
    - en dehors des repas, gestion des fringales avec aliments peu caloriques et mesures comportementalistes
    - intérêt limité des allégés
  - pas de dictature de la balance
- Indications :
  - attention au modèle de l'élastique
  - pas de faux espoirs
  - pas de VLCD (*very low calorie diet*), sauf exceptions :
    - jamais moins de 1 200 kcal/j
    - la diététique artificielle hyperprotéinée n'apprend pas à manger de façon diversifiée et équilibrée
    - effets latéraux : risque de décès par arythmie-myocardiopathie : carence en vitamines et protéines, lithiases, induction de crises boulimiques
  - retour à la mode des régimes cétogènes :
    - hypoglucidiques hyperlipidiques
    - peu d'effets néfastes métaboliques à court terme avec efficacité plutôt supérieure
    - mais incertitudes sur la *safety* à long terme et sur la durabilité de l'effet
  - pas de dissociation prolongée : intérêt et limite des cures :
    - passer un cap
    - inutile si non préparé et intégré
    - OK si association avec conseils diététiques, reprise du sport
- Psychothérapie, soutien

DIABÈTE DE TYPE 1

→ PRINCIPE

Mesures glycémiques

- Assurer adéquation entre apports caloriques et insuline
- Limiter hyperglycémie
- Permettre prévention traitement des hypoglycémies

Mesures de prévention

- Permettre prévention cardiovasculaire
- Éviter aggravation néphropathie : charge protéique

S'adapter au contexte +++

- Âge
- Habitudes culturelles
- Situation psychosociale

→ MÉTHODE

Pour lutter contre l'hyperglycémie

- Équilibré 45-55 % glucides
- Privilégier les aliments à faible index glycémique
- Pas d'apports en dehors des injections d'insuline sauf hypoglycémie
- Concept d'insulinothérapie fonctionnelle :
  - principe : ajuster précisément les apports insuliniques selon la charge glucidique de façon personnalisée pour chaque malade
  - avantages : autonomie, souplesse
  - limites : pas d'évaluation comparative par essai randomisé

Pour lutter contre l'hypoglycémie

- Resucrage en aigu
- Prévention : repas du soir, sport
- Fractionnement des repas

→ POINTS PARTICULIERS

- Proportion glucides-lipides : débattue
- Place des fibres ? Naturelles, solubles
- Place des édulcorants
- Apport raisonnable en protéines
- Alcool :
  - en déduction
  - modéré
  - risque hypoglycémique
  - pendant les repas

■ DIABÈTE DE TYPE 2

→ DIÉTÉTIQUE

Principe

- Retour à un poids plus physiologique :
  - réduction calories si excès
  - amaigrissement modéré bénéfique – 3 à 5 kg, – 3 à 5 cm de tour de taille
  - avec 50 % calories glucides ingérés, 35 % lipides
- Permettre la prévention CV : équilibré pauvre en graisses saturées, riche en glucides complexes
- Limiter l'hyperglycémie :
  - limitation sucres simples
  - pas de grignotage interprandial
  - préférer aliments à faible index glucidique ++
  - pas trop hyperglucidique : compromis *via* mono-insaturés

Objectifs

- Réalistes :
  - réduction modérée
  - pragmatiques : se contenter parfois de stabiliser
- Individualisés : tenir compte :
  - des habitudes
  - de l'âge ++++
  - de l'histoire pondérale
  - du risque hypoglycémique

Méthode

- Prioritaire
- Systématique
- Équilibré

Points particuliers

- Place des fibres ?
  - naturelles
  - solubles
  - peu puissantes dans la vraie vie
- Place des ω3 : efficacité non prouvée
- Place des édulcorants :
  - limitée
  - mais complément utile
- Alcool :
  - en déduction
  - modéré
  - risque hypo
  - pendant les repas
  - études effet protecteur vs CV et D2 ?

→ ACTIVITÉ PHYSIQUE +++

- Trop négligée
- Effet synergique
- Partie intégrante du traitement :
  - effets métaboliques :
    - glucides
    - lipides
    - protéines
    - os
  - effets psychologiques
  - effets cardiovasculaires
    - préconditionnement
    - circulation collatérale
  - risques :
    - CV
    - pieds +++
- Comment ?
  - adaptée selon patient
  - difficultés si tempérament sédentaire

- modalités :
  - aérobie
  - fréquence : fractionnée 3 fois/semaine au moins 1 demi-heure
  - quantité : 75 % VO_2max : transpirer mais pouvoir parler
- respect CI :
  - CV : opportunité ECG d'effort si grand sédentaire
  - yeux : risque seulement si RD proliférante et sport violent
  - pieds +++

DYSLIPIDÉMIE ET PRÉVENTION CARDIOVASCULAIRE (CV)

PRINCIPE GÉNÉRAUX DE PRISE EN CHARGE DIÉTÉTIQUE

- **Il est prouvé que mal manger est dangereux au plan CV**
- Il n'est pas établi que mieux manger que correctement apporte un bénéfice CV

Qui

- Tout sujet ayant un taux de LDL cholestérol > 1,60 g/L (4,1 mmol/L) doit bénéficier d'une prise en charge diététique
- C'est-à-dire tout sujet ayant au moins un facteur de risque cardiovasculaire
- Systématiquement en prévention secondaire

Comment

- En première intention :
  - 3 mois au moins
  - sauf prévention secondaire : diététique et traitement médicamenteux ensemble
- Poursuivies
- Progressives
- Adaptées-personnalisées : selon malade : risque CV, dyslipidémie
- Associées :
  - tabac
  - activité physique
  - obésité, syndrome métabolique, diabète
- Typiques : régime de type méditerranéen, hypocalorique si excès pondéral

HYPERCHOLESTÉROLÉMIE ET RISQUE CV ÉLEVÉ

Douze actions

À visée lipidique

- Réduction AG saturés : 7-8 % apport énergétique total
- Libéraliser AG mono : 15 % apport énergétique total
- Modérer AG poly ω6 raisonnable : 7-8 % apport énergétique total
- Apport AG poly ω3 à accroître :
  - > 1 g linolénique
  - EPA 500 mg
  - DHA 250 mg
- Trans < 1%, aussi peu que possible

- Cholestérol < 300 mg/j mais seulement 50 % de répondeurs !
- Suppléments phytostérols :
  - produits enrichis
  - efficacité : 10 % LDLc mais bénéfice CV non prouvé
  - effets latéraux mineurs sur l'absorption des vitamines liposolubles

À visée non lipidique

- Alcool : autoriser consommation modérée 1 à 2 éq. verres de vin quotidiennement
- Antioxydants naturels : fruits, légumes :
  - niveau de preuve : uniquement données épidémiologiques
  - preuve de l'inefficacité des suppléments oraux y compris les folates
- Fibres : 30 g/j
- NaCl : < 8 g/j
- Charge calorique, densité calorique en cas de **surpoids** et de **syndrome métabolique**

Résultats

- Objectif théorique CT - 15 %, en pratique - 10 % :
  - notion d'hyper et d'hyporépondeurs
  - réponse variable +++ selon génétique et selon dyslipidémie
- Risques :
  - carence vitaminocalcique sujet âgé
  - carence vitamine D enfant
  - dénutrition
  - abandon
- Niveau de preuve :
  - nombreuses études d'observation
  - peu d'études d'intervention probantes sur critères durs : données probantes essentiellement avec EPA et DHA

Recommandations pratiques

Alimentation de type méditerranéen :

- attention :
  - biscuiterie
  - laitages : crème, beurre, fromages secs (charge calorique)
  - charcuterie grasse
  - confiseries, pâtisseries
  - abats
- préconiser :
  - huile végétale fluide à T° ambiante à la place du beurre
  - fromages blancs *vs* fromages secs (consommation raisonnable autorisée si poids normal)
  - éviter viande 2 fois/j
  - poisson 2 fois/semaine
  - légume 2-3 fois/j
  - fruits 2 fois/j
  - sel : modération
- inutiles :
  - privilégier viandes blanches *vs* viandes rouges

- suppléments vitamine E
- suppléments folates

→ HYPERTRIGLYCÉRIDÉMIES

Hyperchylomicronémies

- Cas particulier très rare
- Régime d'exception hypolipidique < 10 %

Hypertriglycéridémies pures modérées

Contexte

- Peuvent être dépendantes de l'alcool
- Peuvent être dépendantes du fructose
- Sont surtout dépendantes de l'obésité abdominale

Modalités

- Test de sevrage sur 8 à 10 j
- Régime hypocalorique équilibré avec activité physique (*voir* supra)
- Éviter sucres simples (sodas, fruits murs en excès, sucrage, confitures, miel, confiseries)

206 Hypoglycémie

Objectifs

- **Diagnostiquer une hypoglycémie**
- **Identifier les situations d'urgence et planifier leur prise en charge**

DÉFINITION – PHYSIOPATHOLOGIE

- Hypoglycémie = malaise avec glycémie < 0,6 g/L chez le diabétique, 0,5 g/L en dehors du diabète
- Physiopathologie :
  - dépendance quasi exclusive des cellules corticales cérébrales au glucose
  - réaction hormonale et sympathique si glycémie < 3,5 mmol/L
- Causes d'hypoglycémie :
  - excès d'insuline
  - déficit de la néoglucogenèse (insuffisance hépatique ou rénale)
  - dénutrition sévère
  - défaut de sécrétion de GH ou cortisol (surtout enfant)

SYMPTÔMES

- Signes adrénergiques : fréquents mais peu spécifiques :
  - faim intense
  - anxiété
  - tremblements
  - nausées, sueurs, pâleur
  - tachycardie, palpitations
- Signes neuroglycopéniques (reproductibles chez un même sujet) :
  - troubles de la concentration
  - troubles du comportement ou psychiatriques
  - troubles de l'élocution
  - troubles visuels et diplopie
  - troubles moteurs ou sensitifs
  - confusion

- Chez le diabétique, signes d'hypoglycémie atténués :
  - si hypoglycémies fréquentes
  - en cas de neuropathie autonome
- Signes orientant le diagnostic :
  - installation rapide
  - tableau souvent stéréotypé
- Manifestations cliniques de sévérité variable :
  - mineures ou modérées
  - sévères (tierce personne)
  - très sévères :
    - convulsions focales ou généralisées
    - coma de début brutal, agité, avec sueurs et tachycardie, signes d'irritation pyramidale, signes de localisation neurologique

DIAGNOSTIC

→ DIAGNOSTIC POSITIF

Triade de Whipple :

- glycémie < 0,50 g/L chez le non-diabétique ou < 0,60 g/L chez le diabétique
- signes neuroglycopéniques
- correction des symptômes lors de la normalisation de la glycémie

→ DIAGNOSTIC ÉTIOLOGIQUE

Chez le diabétique

Excès relatif ou absolu en insuline ou en hypoglycémiants oraux (sulfamides, glinides) :

- surdosage thérapeutique (insuline, hypoglycémiants oraux)
- délai trop long entre prise du traitement et ingestion de glucides ou alimentation pauvre en glucides
- effort physique sans diminution du traitement hypoglycémiant ou collation
- injection d'insuline dans lipodystrophie (libération retardée de l'insuline)
- gastroparésie
- fréquent et souvent inexpliqué chez le diabétique bien équilibré

En dehors du diabète : très rare

- Éliminer les causes générales et médicamenteuses :
  - médicaments (fortes doses) :
    - aspirine et antiarythmiques
    - antalgiques
    - bêtabloquants non cardiosélectifs
    - antidépresseurs sérotoninergiques
    - Bactrim®, quinine
  - dénutrition, diarrhée, alcoolisme (inhibition de la néoglucogenèse)
  - endocrinopathies : insuffisance surrénale, déficit en GH chez l'enfant
  - insuffisance hépatique et rénale avancée
  - hypoglycémie réactive après chirurgie bariatrique

- **Si enquête négative, rechercher une cause tumorale :**
  - tumeurs extrahépatiques mésenchymateuses, produisant de l'IGF-2 :
    - taux bas d'insuline, pro-insuline et peptide C
    - tumeurs volumineuses visibles à l'échographie abdominale
  - adénomes pancréatiques sécrétant de l'insuline :
    - bénins et uniques dans 90 % des cas
    - le plus souvent sporadiques mais pouvant s'intégrer dans un syndrome familial : néoplasie endocrinienne multiple de type 1 (NEM-1) associant hyperparathyroïdie, adénome hypophysaire, tumeur endocrine du pancréas
    - insulinémie normale ou augmentée avec rapport insuline/glycémie élevé, pro-insuline et peptide C augmentés
    - si résultats non formels, test de jeûne en hospitalisation, milieu spécialisé
    - diagnostic topographique : difficile. Tumeurs petites ++. TDM abdominale, échoendoscopie ++
    - diagnostic différentiel : prise cachée de sulfamides hypoglycémiants (même profil biologique, diagnostic sur interrogatoire, contexte) ; si injections cachées d'insuline : insuline augmentée mais peptide C abaissé

CONDUITE À TENIR EN URGENCE

- **Mesure de la glycémie capillaire en urgence devant :**
  - tout symptôme neurologique ou psychiatrique
  - troubles de la conscience ou coma
- **Urgence thérapeutique : la mesure de la glycémie ne doit pas retarder le traitement**
- **Si coma d'étiologie incertaine chez un diabétique : traiter une éventuelle hypoglycémie**
- **Patient conscient : ingestion de 15 g de glucose : 3 morceaux de sucre (ou jus de fruits, confiture ou miel)**
- **Patient avec troubles de conscience :**
  - injection IV directe de glucosé 30 % : 1 ou 2 ampoules, renouvelable jusqu'au réveil du patient, généralement rapide
  - si injection intraveineuse impossible : injection sous-cutanée ou intramusculaire de 1 mg de glucagon, réveil en 15 min
  - en cas de prise de sulfamides hypoglycémiants : perfusion de sérum glucosé en continu 24 h
- **À distance de l'hypoglycémie :**
  - rechercher la cause de l'hypoglycémie
  - éducation du patient et de sa famille

▶▶ ....

→ Hypoglycémie exceptionnellement mortelle

→ Séquelles neurologiques ou cognitives exceptionnelles sauf si coma répété, profond et prolongé

220 Adénome hypophysaire

Objectifs

- **Diagnostiquer un adénome hypophysaire**

Recommandations, consensus

- **Haute Autorité de Santé (2008) :** Syndrome de Cushing, protocole national de diagnostic et de soins – Guide ALD n° 31
- **Société française d'endocrinologie (2008) :** Diagnostic et prise en charge des hyperprolactinémies

ANATOMIE

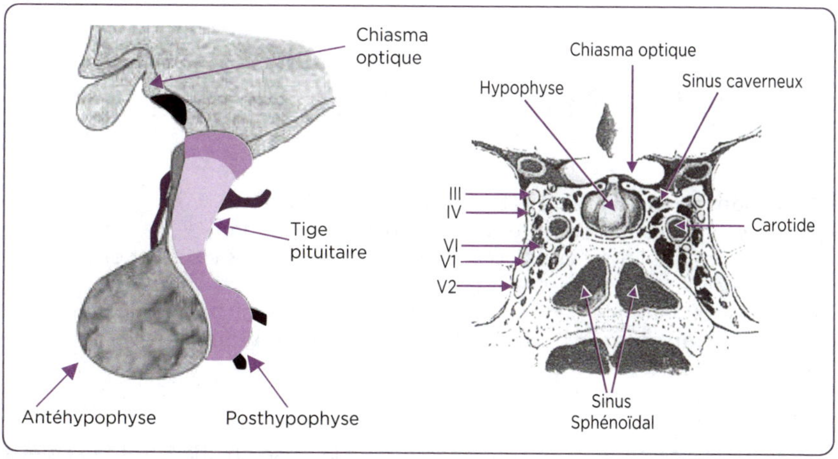

Anatomie de l'hypophyse

ANATOMOPATHOLOGIE

- Tumeurs bénignes bien différenciées
- 10 % des tumeurs intracrâniennes
- Classifications :
  - selon la taille :
    - microadénome : diamètre < 10 mm
    - macroadénome : diamètre > 10 mm
  - selon le type cytofonctionnel :
    - adénomes sécrétants : prolactinome (PRL) (60 %) ; somatotropes (GH) (15 %) ; corticotropes (ACTH) ; thyréotropes (TSH) (rares) ; plurihormonaux (GH-PRL, GH-SUalpha)
    - adénomes non sécrétants ou non fonctionnels (30 %) incluant les adénomes gonadotropes

CIRCONSTANCES DE DÉCOUVERTE

- Signes liés au syndrome tumoral
- Signes liés à une hypersécrétion hormonale :
  - acromégalie (GH)
  - hyperprolactinémie (PRL)
  - maladie de Cushing (ACTH)
  - hyperthyroïdie centrale (TSH)
- Signes liés à un déficit hormonal : insuffisance antéhypophysaire
- Jamais de diabète insipide
- Fortuitement par imagerie cérébrale pour une autre indication : incidentalome, de plus en plus fréquent

ADÉNOME HYPOPHYSAIRE RÉVÉLÉ PAR UN SYNDROME TUMORAL

→ CLINIQUE

- **Céphalées :** généralement rétro-orbitaires localisées
- **Troubles visuels** par compression du chiasma optique :
  - altération du champ visuel, classiquement hémianopsie bitemporale
  - acuité visuelle généralement conservée
  - fond d'œil généralement normal, pâleur = souffrance du nerf optique
- Rarement apoplexie hypophysaire : céphalées violentes + syndrome méningé ± paralysie oculomotrice

→ BIOLOGIE

- Prolactine plasmatique ++ : modification de la prise en charge si taux élevé
- Recherche d'hypersécrétion ou de déficits hypophysaires associés (*voir* infra)

→ IMAGERIE

- IRM hypophysaire = examen de référence pour visualiser le macroadénome
- Coupes coronales T1 et T2, injection de gadolinium
- Précise l'extension extrasellaire et l'invasion des sinus caverneux

→ DIAGNOSTIC DIFFÉRENTIEL

- Craniopharyngiome
- Méningiome intrasellaire
- Autres tumeurs ou infiltration : métastase hypophysaire, germinome, sarcoïdose, histiocytose, hypophysite...

ADÉNOME HYPOPHYSAIRE RÉVÉLÉ PAR UN SYNDROME D'HYPERSÉCRÉTION

→ ADÉNOME À PROLACTINE (PROLACTINOME)

- Hyperprolactinémie fréquente (1 % adulte)
- Éliminer une cause médicamenteuse ++ (blocage action frénatrice de la dopamine)
- Rechercher un adénome hypophysaire

Clinique

- Femme : syndrome aménorrhée-galactorrhée :
  - galactorrhée spontanée ou provoquée
  - oligoménorrhée, spanioménorrhée
  - stérilité
  - troubles de la libido
- Homme :
  - baisse libido, dysérection
  - galactorrhée exceptionnelle
  - syndrome tumoral +++
  - fréquence des macroprolactinomes
- Pour les 2 sexes, risque d'ostéoporose.

Biologie

- Hyperprolactinémie
- Toujours rechercher une cosécrétion (GH)
- Évaluer les autres secteurs hypophysaires en cas de macroadénome

Imagerie

- Relation entre taille de l'adénome et niveau de la prolactinémie
- Macroadénomes : PRL toujours > 200 ng/mL

Diagnostic différentiel

- Ne pas assimiler hyperprolactinémie et adénome à prolactine

- Éliminer :
  - grossesse
  - causes iatrogènes : interrogatoire ++ : antidopaminergiques : antiémétiques, antidépresseurs, neuroleptiques, œstrogènes
  - hypothyroïdie (TSH)
  - insuffisance rénale (créatininémie)
  - déconnexion hypothalamohypophysaire : section de tige ou compression tige par syndrome tumoral levant l'inhibition de la sécrétion de prolactine

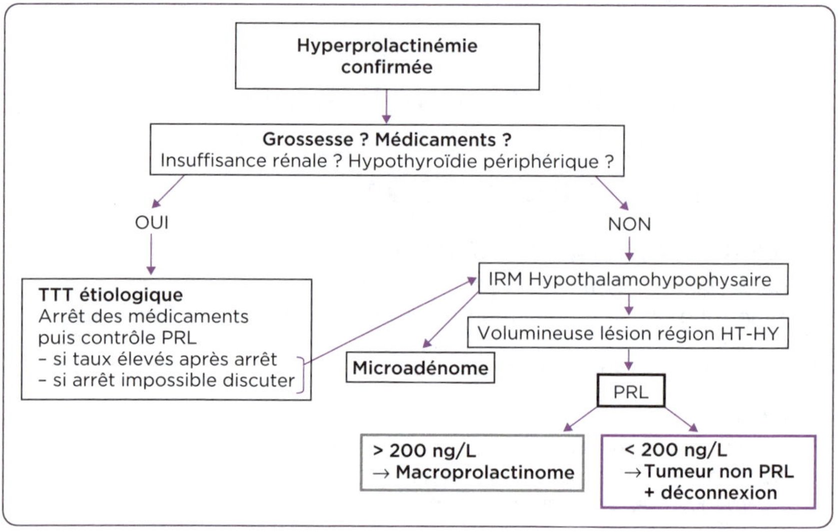

Démarche diagnostique en cas d'hyperprolactinémie confirmée

→ ADÉNOME À GH (ACROMÉGALIE)

Clinique

- Syndrome dysmorphique :
  - extrémités élargies, main en battoir
  - modification du visage, nez élargi, pommettes saillantes, prognathisme
  - déformations du squelette
- Signes fonctionnels :
  - sueurs
  - céphalées
  - paresthésie des mains, voire syndrome du canal carpien
  - douleurs articulaires
  - asthénie
  - HTA
  - ronflements

Complications de l'acromégalie : sévères

- Cardiovasculaires +++ : HTA, hypertrophie ventriculaire, insuffisance cardiaque congestive, athérome, IDM
- Respiratoires : apnées du sommeil
- Arthropathie, lombalgies
- Diabète ou intolérance au glucose
- Goitre
- Polypes coliques, augmentation du risque de cancer

Biologie

- IGF-1 plasmatique > valeurs normales pour l'âge
- Absence de freinage de la GH (> 1 ng/mL) à l'hyperglycémie provoquée orale
- Recherche de cosécrétion (PRL) ou de déficits hypophysaires associés

Imagerie

- IRM hypophysaire pour authentifier la présence d'un micro ou macro-adénome
- En l'absence d'adénome (exceptionnel < 5 % des cas), recherche d'une tumeur sécrétant de la GH-RH (acromégalie paranéoplasique)

→ ADÉNOME À ACTH (MALADIE DE CUSHING)

Clinique

- Signes spécifiques liés aux effets cataboliques des glucocorticoïdes :
  - amyotrophie prédominant aux ceintures
  - atrophie cutanée, retard de cicatrisation, ecchymoses
  - vergetures cutanées larges et pourpres, horizontales
  - érythrose faciale
- Signes non spécifiques :
  - prise de poids modérée à répartition facio-tronculaire
  - comblement des creux sus-claviculaires et bosse de bison
  - signes d'hyperandrogénie : acné, hirsutisme, hyperséborrhée
  - œdèmes des membres inférieurs
- Autres manifestations :
  - ostéoporose
  - troubles gonadiques : aménorrhée, baisse de libido, troubles de l'érection
  - HTA
  - troubles psychiatriques : anxiété, insomnie, voire psychose

Biologie

- Non spécifique :
  - hyperglycémie
  - hyperleucocytose
  - hypokaliémie (action du cortisol sur le récepteur des minéralocorticoïdes)
- Mise en évidence de l'hypercorticisme :
  - dosage du cortisol libre urinaire/24 h
  - cortisol plasmatique de minuit : rupture du cycle nycthéméral

- test de freinage par des glucocorticoïdes de synthèse (dexaméthasone) : perte du rétrocontrôle négatif dans la maladie de Cushing :
  - T freinage minute avec 1 mg DXM en dépistage
  - T freinage faible (0,5 mg/6 h pendant 48 h) pour la confirmation du diagnostic
- Dosage d'ACTH plasmatique : pour confirmation de l'origine hypophysaire

Imagerie

IRM hypophysaire à la recherche d'un microadénome souvent difficile à localiser.

Diagnostic étiologique

- Syndromes de Cushing ACTH-dépendant :
  - maladie de Cushing : adénome hypophysaire sécrétant de l'ACTH :
    - cortisol non freinable au test de freinage faible
    - partiellement freinable au freinage fort
    - ACTH modérément augmentée
    - adénome hypophysaire à l'IRM
  - tumeur ectopique secrétant de l'ACTH : parfois difficile à différencier d'une maladie de Cushing :
    - ACTH souvent très élevée
    - possibilité d'hypokaliémie, mélanodermie, hyperandrogénie
    - absence de freinage du cortisol au freinage fort
    - absence d'adénome hypophysaire à l'IRM
    - TDM thoraco-abdominale ± TEP-FDG pour rechercher tumeur pulmonaire, pancréatique, surrénalienne...
    - si négatif : cathétérisme du sinus pétreux pour rechercher si la sécrétion d'ACTH est d'origine périphérique ou hypophysaire et si confirmation de l'origine ectopique, imagerie orientée pour rechercher tumeur occulte
- Syndrome de Cushing ACTH-indépendant :
  - hypercortisolisme avec ACTH basse
  - tumeur bénigne ou maligne de la corticosurrénale
  - TDM abdominale

Diagnostic différentiel

Différencier un authentique syndrome de Cushing d'un pseudo-Cushing :

- par hyperactivation réactionnelle de l'axe corticotrope :
  - stress intense
  - alcoolisme
  - dépression sévère et psychose
- élévation du CLU et parfois absence de freinage au test minute
- diagnostic différentiel parfois difficile avec la maladie de Cushing

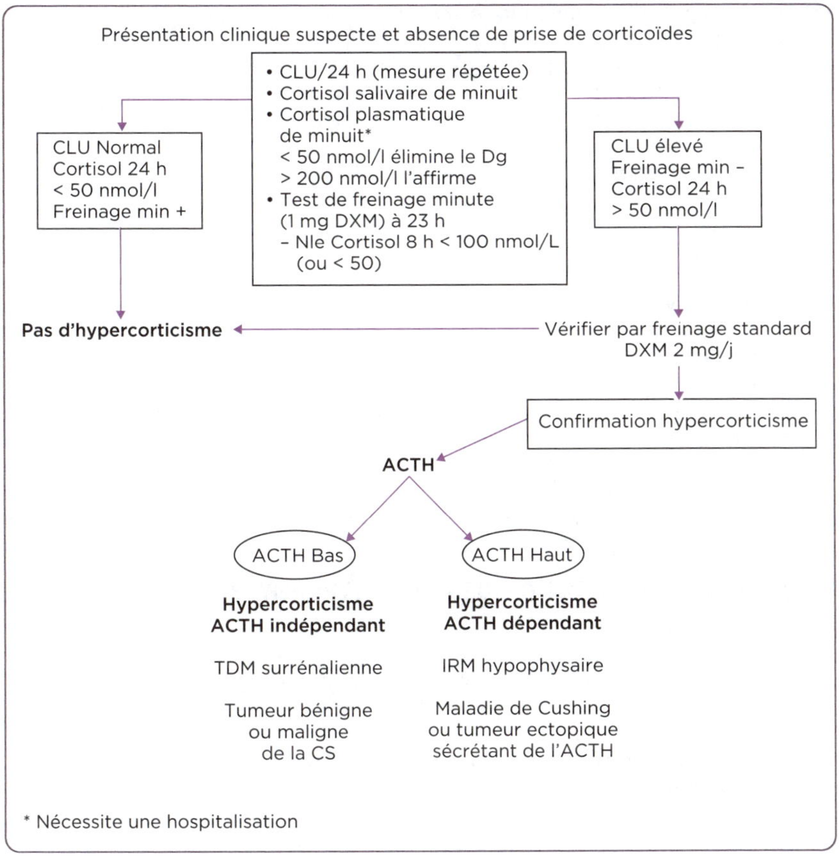

Démarche diagnostique en cas de suspicion d'hypercorticisme

ADÉNOME HYPOPHYSAIRE RÉVÉLÉ DEVANT UN TABLEAU D'INSUFFISANCE ANTÉHYPOPHYSAIRE

→ CLINIQUE

- Début insidieux
- **Signes cliniques du panhypopituitarisme de l'adulte :**
  - faciès pâle, dépigmentation des aréoles mammaires
  - peau mince, froide, sèche
  - dépilation

- **Signes liés au déficit de chaque secteur :**
  - insuffisance gonadotrope :
    - homme : baisse libido, dysérection, atrophie testiculaire : réduction fréquence de rasage
    - femme : aménorrhée sans bouffées de chaleur : atrophie des muqueuses, dyspareunie
    - déminéralisation osseuse parfois révélatrice
  - insuffisance corticotrope :
    - asthénie
    - amaigrissement avec anorexie
    - hypotension
    - hypoglycémie
  - insuffisance thyréotrope :
    - comme l'hypothyroïdie périphérique mais souvent moins sévère
    - pas d'infiltration cutanéomuqueuse
  - insuffisance somatotrope :
    - pas de signe spécifique
    - tendance à l'adiposité abdominale et diminution de la force musculaire
    - asthénie, altération de la qualité de vie
- **Chez l'enfant :** retard de croissance, retard pubertaire et tendance à l'hypoglycémie

→ BIOLOGIE : EXPLORATION DES AXES HYPOPHYSAIRES

- Déficit gonadotrope :
  - pas de test dynamique
  - femme non ménopausée : LH, FSH non augmentées avec œstradiol bas
  - femme ménopausée : LH, FSH basses (élevées dans la ménopause physiologique)
  - homme : testostérone basse sans élévation de LH, FSH
- Déficit corticotrope :
  - test dynamique sauf si cortisolémie élevée à 8 h > 550 nmol/L (élimine déficit)
  - test de référence : hypoglycémie insulinique (glycémie < 2,2 mmol/L) : déficit si cortisol < 550 nmol/L
  - autres tests possibles :
    - test à la Métopirone® : déficit si composé S < 10 µg/L
    - test au Synacthène® (ACTH) : déficit si cortisolémie < 550 nmol/L
    - test à la CRH (100 µg IV) déficit si cortisolémie < 550 nmol/L
- Déficit thyréotrope :
  - pas de test dynamique
  - diminution de la T4L sans élévation de la TSH-us
- Déficit somatotrope :
  - nécessité d'un test dynamique, IGF-1 non suffisant
  - test de référence : hypoglycémie insulinique (déficit si GH < 3 µg/L)
  - autres tests possibles : test GH-RH-arginine, test glucagon-propranolol

233 Diabète sucré de type 1 et 2 de l'enfant et de l'adulte. Complications

Objectifs

- **Diagnostiquer un diabète chez l'enfant et chez l'adulte**
- **Identifier les situations d'urgence et planifier leur prise en charge**
- **Argumenter l'attitude thérapeutique et planifier le suivi du patient**
- **Décrire les principes de la prise en charge au long cours**

Recommandations, consensus

- **Haute Autorité de Santé (2007) :** Diabète de type 2 – Guide ALD 8
- **Haute Autorité de Santé (2007) :** Prise en charge diagnostique des neuropathies périphériques – Guide ALD 9
- **Haute Autorité de Santé (2006) :** Traitement médicamenteux du diabète de type 2

DÉFINITION – CLASSIFICATION

- Glycémie à jeun normale < 1,00 g/L
- Glycémie perturbée 1,00-1,10 g/L
- Hyperglycémie modérée à jeun si glycémie > 1,10 g/L et < 1,26 g/L (peut s'observer dans le syndrome métabolique)
- Diabète sucré :
  - glycémie supérieure à 1,26 g/L (7 mmol/L) après un jeûne de 8 heures vérifiée à 2 reprises (seuil apparition microangiopathie : rétinopathie)
  - ou glycémie supérieure à 2 g/L (11,1 mmol/L) à n'importe quel moment de la journée ou 2 heures après une charge de 75 g de glucose
- Classification des diabètes :
  - diabète de type 1 (15 %)
  - diabète de type 2 (> 80 %)
  - en fait, de nombreux diabètes de type 2 se situent à la frontière du type 1 au fil du temps
  - formes peu fréquentes, voire rares :
    - génétiques
    - pancréatiques
    - secondaires

Caractéristiques respectives des diabètes de type 1 et de type 2

CARACTÉRISTIQUES	TYPE 1	TYPE 2
Âge de survenue	< 35 ans	> 35 ans
Antécédents familiaux	Peu fréquents	Très fréquents
Début	Rapide	Lent et insidieux
Symptomatologie	Bruyante	Pauvre ou absente
Poids	Normal ou maigre (notion d'amaigrissement)	Surcharge pondérale abdominale
Glycémie au diagnostic	Souvent > 3 g/L	Souvent < 2 g/L
Cétose	Oui	Non
Complications dégénératives au diagnostic	Absentes	Présentes dans 50 %

DIABÈTE DE TYPE 1

→ ÉPIDÉMIOLOGIE

- 10-15 % des diabètes sucrés (200 000 en France)
- Sujet jeune mais possible à tout âge

→ PHYSIOPATHOLOGIE

- Carence absolue en insuline par destruction des cellules β-pancréatiques
- Deux sous-types :
  - diabète de type 1 auto-immun +++ > 90 % en Europe, incluant le type 1 lent ou LADA
  - diabète de type 1 idiopathique (absence d'autoanticorps) : très rare
- Prédisposition génétique :
  - gènes de prédisposition : liaison avec les antigènes de classe 2 du complexe majeur d'histocompatibilité (HLA, DR3, DR4...)
  - dans 85 % des cas, absence d'antécédents familiaux
- Facteurs environnementaux :
  - faible concordance chez les jumeaux
  - augmentation rapide de l'incidence dans certains pays européens
  - nombreux virus (coxsackie, CMV, rubéole, oreillons), substances alimentaires (protéines lait de vache) et toxiques incriminés, sans preuves formelles
  - à ne pas confondre avec les facteurs précipitants du diagnostic (grippe, stress...)
- Processus auto-immun :
  - insulite (inflammation de l'îlot de Langerhans), avec destruction des cellules β par lymphocytes cytotoxiques et cytokines macrophagiques
  - processus étalé dans le temps :
    - longue phase préclinique
    - diabète patent = destruction > 85 % de la masse des cellules β
    - diabète patent, peptide C négatif : disparition complète des cellules β

- au moins un auto-anticorps circulant dans 95 % des cas au diagnostic :
  - anticorps anti-îlots (ICA)
  - anticorps anti-GAD (acide glutamique décarboxylase) même tardivement
  - anticorps anti-IA2 *(islet antigen number 2)*
  - anticorps anti-insuline (surtout enfant < 15 ans)
- fréquence des autres maladies auto-immunes associées (10 à 15 %) et/ou des anticorps spécifiques d'organe (30 %)
- peuvent s'intégrer dans un syndrome poly-endocrinien auto-immun : APS1 ou APECED
  - DT1 associé à insuffisance surrénale, hypoparathyroïdie, candidose cutanéomuqueuse
  - autres atteintes possibles (dysthyroïdie, hépatite, ovarite, Biermer, vitiligo...)
  - maladie autosomique récessive : gène AIRE ch21

→ CIRCONSTANCES DE DÉCOUVERTE

- Présentation clinique initiale :
  - début rapide ou explosif (quelques semaines)
  - syndrome cardinal (polyuropolydipsie, amaigrissement, polyphagie, asthénie)
  - glycémie veineuse (souvent > 3,0 g/L)
  - glycosurie massive
  - cétonurie
- Autres modes de révélation :
  - acidocétose inaugurale
  - hyperglycémie de découverte fortuite

→ ARGUMENTS EN FAVEUR DU DIABÈTE DE TYPE 1

- Clinique suffisante si triade « maigreur-cétose-âge < 35 ans »
- Si un des critères manque : recherche d'auto-anticorps
- Si négatifs : éliminer autres formes de diabète *(voir tableau* infra) :
  - si histoire familiale :
    - diabètes monogéniques MODY (les plus fréquents étant le MODY 2 et le MODY 3) : hyperglycémie parfois modérée chez sujets jeunes sans surpoids
    - diabète mitochondrial, syndrome de Wolfram, si pathologies associées
  - envisager un diabète secondaire surtout après 30 ans (pancréatite alcoolique, cancer du pancréas, hémochromatose...)
- Forme particulière de diabète de type 1 : diabète de type 1 lent ou LADA (10 % des DT1) :
  - début tardif et progressif comme DT2 mais anticorps anti-GAD +
  - insulinodépendance en 5 à 10 ans

AUTRES FORMES DE DIABÈTE
Diabète gestationnel : 3e trimestre de la grossesse
Diabète génétique monogénique • MODY 1-6 *(maturity onset diabetes of the young)* : transmission autosomique dominante • Diabète mitochondrial : transmission matrilinéaire, surdité, maculopathie, myopathie • Syndrome de Wolfram : diabète insipide, diabète sucré, atrophie optique, surdité • Diabète néonatal (< 6 mois) : mutation protéine canal K + ATP dépendant de la cellule β

AUTRES FORMES DE DIABÈTE
Atteinte anatomique du pancréas endocrine • Pancréatite chronique (calcifiée ou non) • Pancréatectomie totale • Cancer du pancréas • Hémochromatose • Mucoviscidose
Inhibition fonctionnelle de l'insulinosécrétion • Hypokaliémies (diurétiques, laxatifs, hyperaldostéronismes...)
Insulinorésistance primitive profonde ± *acanthosis nigricans* • Anomalie ou absence des récepteurs à l'insuline • Diabète lipoatrophique
Endocrinopathies • Hypercorticisme (insulinorésistance) • Acromégalie (insulinorésistance) • Phéochromocytome (rare ; inhibition fonctionnelle insulinosécrétion) • Hyperthyroïdie (rare ; insulinorésistance) • Glucagonome, lésions cutanées spécifiques, rareté
Diabètes iatrogènes (effet contributif sur terrain prédisposé) • Corticoïdes (sous toutes ses formes) • Antirétroviraux majeurs (dont antiprotéases : traitement Sida) • Diurétiques hypokaliémiants, laxatifs • Progestatifs de synthèse de type norstéroïde • Sympathicomimétiques

DIABÈTE DE TYPE 2

ÉPIDÉMIOLOGIE

- 85-90 % de l'ensemble des diabètes sucrés
- Maladie chronique la plus fréquente, pandémie mondiale annoncée
- 6 % de diabétiques de type 2 au sein de la population française âgée de plus de 60 ans
- Complications cardiovasculaires : principale cause de décès
- Peut survenir désormais dès l'enfance ou l'adolescence si présence d'une obésité

PHYSIOPATHOLOGIE

- Insulinorésistance des tissus cibles associée à l'augmentation du tissu adipeux viscéral :
  - **insulinorésistance hépatique** (augmentation de la production hépatique de glucose, augmentation de la synthèse des VLDL)
  - **insulinorésistance périphérique au niveau du muscle** (diminution de la glycolyse) et du **tissu adipeux** (lipolyse avec augmentation des acides gras libres circulants)
- Insuffisance de l'hyperinsulinisme compensateur : insulinopénie relative puis absolue par glucotoxicité et lipotoxicité sur les cellules β-pancréatiques : condition nécessaire pour l'apparition du D2

→ CIRCONSTANCES DE DÉCOUVERTE

- Mesure de la glycémie ou glycosurie systématique en médecine du travail ou pour autre pathologie
- Complication dégénérative +++ : infarctus du myocarde, rétinopathie ou néphropathie

→ ARGUMENTS EN FAVEUR DU DIABÈTE DE TYPE 2

- ATCD familiaux de diabète de type 2
- ATCD personnels de diabète gestationnel
- Survenue après 40 ans
- Début lent et insidieux
- IMC > 27 kg/m^2 avec obésité abdominale
- Facteurs de risque cardiovasculaire associés (HTA, HTG, baisse HDLc)
- Absence de cétonurie

→ DIAGNOSTIC DIFFÉRENTIEL

- Diabète de type 1 lent
- Diabète génétique : MODY, diabète mitochondrial
- Diabètes secondaires

→ PRISE EN CHARGE DIAGNOSTIQUE INITIALE

- Rechercher les autres facteurs de risque cardiovasculaire
- Enquête diététique, recherche d'une consommation d'alcool excessive
- Recherche d'une sédentarité
- Explorations à programmer lors de la découverte du diabète de type 2 :
  - hémoglobine glyquée ou HbA1c
  - exploration d'une anomalie lipidique : triglycérides, cholestérol total, HDL cholestérol et LDL cholestérol calculé
  - ASAT, ALAT, γ-GT : recherche de stéatose hépatique
  - pour éliminer un diabète secondaire :
    - fer sérique, ferritine, coefficient de saturation de la transferrine : pour éliminer une hémochromatose
    - imagerie abdominale : recherche d'une anomalie pancréatique (pancréatite chronique, cancer du pancréas)
  - recherche de complications dégénératives (*voir* infra)

COMPLICATIONS DÉGÉNÉRATIVES (COMMUNES AUX D1 ET D2)

→ MICROANGIOPATHIE

Rétinopathie diabétique (RD)

Physiopathologie

- Occlusion des vaisseaux capillaires (ischémie rétinienne) : formation de néovaisseaux avec risque d'hémorragies vitréennes
- Hyperperméabilité capillaire : œdème maculaire

Diagnostic

Mise en évidence à l'examen du fond de l'œil de différents stades :

- RD non proliférante mineure, modérée ou sévère : microanévrismes et microhémorragies
- RD proliférante : néovaisseaux
- RD proliférante compliquée : hémorragie du vitré, glaucome néovasculaire, décollement de rétine
- Maculopathie (responsable de la cécité) : mieux évaluée en tomographie en cohérence optique (OCT)

Dépistage

- Dépistage annuel par fond d'œil (avec ou sans dilatation pupillaire) :
  - D2 dès le diagnostic du diabète de type 2 puis annuellement
  - D1 après 3 ans d'évolution du diabète de type 1
  - à partir de l'âge de 10 ans chez les enfants diabétiques de type 1
  - grossesse :
    - FO trimestriel si pas de RD en début de grossesse
    - FO mensuel si RD en début de grossesse
- Effondrement des indications d'angiofluorographie (iatrogenèse) depuis rétinographie et OCT

Traitement

- Amélioration du contrôle glycémique et tensionnel
- Panphotocoagulation au laser
- Vitrectomie

Néphropathie diabétique

- 1re cause d'insuffisance rénale en Europe
- Facteur de prédisposition : 30 % des diabétiques (à glycémie équivalente)
- Cause de décès dans le diabète de type 1
- 3/4 des diabétiques dialysés sont des diabétiques de type 2

Physiopathologie

Élévation de la pression glomérulaire

↓

Dilatation des glomérules, hyperfiltration

↓

Épaississement membrane basale, prolifération mésangiale

↓

Albuminurie, toxique pour segments distaux du néphron

↓

Sclérose glomérulaire, diminution de la filtration

↓

Insuffisance rénale

Physiopathologie de l'insuffisance rénale chez le diabétique

Dépistage

- Dosage annuel de microalbuminurie seuil 20 mg/L sur miction ou urines de 24 heures (30 mg/24 h)
- Dosage de la créatinine avec calcul de la clairance (Cockroft ou MDRD)

Autres complications rénales fréquentes

- Infections urinaires, souvent asymptomatiques, risque de pyélonéphrite, nécrose papillaire
- Y penser si déséquilibre inexpliqué, pas de consensus sur dépistage et traitement systématique

Traitement

- Objectifs : ralentir la progression et éviter la survenue d'une insuffisance rénale
- Moyens :
  - contrôle tensionnel *via* inhibition système rénine-angiotensine, indication même chez microalbuminurique normotendu
  - en complément : contrôle glycémique lipidique et arrêt du tabac
  - régime hypoprotidique 0,8 g/kg/j

Neuropathie diabétique

▶▶ ....

Dépistage clinique annuel

Polyneuropathie

- Neuropathie périphérique prédominante sensitive symétrique touchant préférentiellement les membres inférieurs
- Signes objectifs :
  - aréflexie ostéotendineuse
  - diminution de la sensibilité profonde, de la sensibilité vibratoire
  - diminution de la sensibilité thermoalgique et épicritique
- Signes subjectifs :
  - paresthésies, dysesthésies, sensations de brûlure
  - douleurs neurogènes à prédominance nocturne
  - impression de marcher sur du coton

Mononévrite

Atteinte de paires crâniennes, cruralgie.

Neuropathie végétative

- Hypotension orthostatique
- Neuropathie cardiaque (tachycardie monotone)
- Gastroparésie, diarrhées
- Troubles de la sudation
- Dysfonction érectile
- Vidange vésicale incomplète

Traitement

- Amélioration équilibre glycémique peu efficace
- Traitement antalgique spécifique :
  - avec AMM : gabapentine (Neurontin®), Cymbalta®, Lyrica®
  - sans AMM spécifique : benzodiazépine (Rivotril®), antidépresseurs tricycliques

→ MACROANGIOPATHIE

Coronaropathie

- 1re cause de mortalité des diabétiques
- Dans 1/3 des cas, l'insuffisance coronarienne est silencieuse, et dans 1/3 des cas, l'infarctus du myocarde (IDM) est indolore
- Penser à IDM dans les situations suivantes :
  - déséquilibre inexpliqué diabète
  - dyspnée d'effort
  - accident embolique
  - symptomatologie vagale inexpliquée
- Dépistage de l'ischémie myocardique silencieuse :
  - ECG de repos annuel
  - test à l'effort (si impossible, scintigraphie myocardique ou écho dobu) uniquement chez les patients à très haut risque cardiovasculaire et en l'absence de contrôle des FRCV

Accident vasculaire cérébral

- Deux à 6 fois plus fréquent chez le diabétique
- Rôle de l'HTA ++++

Artériopathie oblitérante des membres inférieurs (AOMI)

- 50 % après 20 ans d'évolution
- Atteinte distale en aval des poplitées
- Dépistage :
  - par examen clinique annuel : pouls, recherche claudication, douleurs de repos, troubles trophiques
  - mesure index de pression systolique (IPS) chez les diabétiques de plus de 40 ans ou ayant un diabète depuis plus de 20 ans, à répéter tous les 5 ans

Traitement

- Surcorrection du LDLc (*voir* supra)
- Antiagrégants systématiques en prévention secondaire, selon risque et athérome documenté en prévention primaire
- Prudence avec contrôle glycémique, ne pas surcorriger les diabètes vieillis : risque CV des hypoglycémies ; une baisse de 1 % de HbA1c ne réduit que de 16 % le risque d'IDM

→ PIED DIABÉTIQUE

Intrication de plusieurs atteintes :

- neuropathie (insensibilité thermoalgique)
- troubles de la statique du pied
- artériopathie

Lésions cliniques

- Mal perforant plantaire : ulcération profonde, indolore, sur point d'appui plantaire
- Arthropathie
- Lésion artéritique

Dépistage

- Vérification des pieds à chaque consultation
- Annuellement :
  - recherche d'ATCD d'ulcération chronique ou d'amputation
  - recherche d'une neuropathie au moyen d'un monofilament de 10 g
  - recherche d'une AOMI : palpation des pouls
  - recherche d'une déformation des pieds

Prise en charge

- Plaie chez un diabétique : urgence médicale, le plus souvent indolore quelle que soit sa gravité
- Mesures immédiates :
  - rechercher et supprimer la cause de la plaie
  - mise en décharge du pied
  - avis rapide d'une équipe multidisciplinaire ou hospitalisation si signes d'infection étendue ou signes systémiques
- Prise en charge spécifique :
  - évaluation du réseau artériel et restauration d'un apport artériel satisfaisant si nécessaire
  - contrôle de la douleur
  - organisation de la mise en décharge permanente
  - contrôle de l'infection : détersion, antibiothérapie par voie générale **seulement si infection régionale**
  - soins locaux adaptés : détersion, pansement
- Optimisation de l'équilibre glycémique

▶▶ ·······
Pas d'amputation dans la précipitation

■ PRISE EN CHARGE THÉRAPEUTIQUE

→ TRAITEMENT DU DIABÈTE DE TYPE I

Objectifs

Conduire un maximum de personnes à un maximum d'espérance de vie avec un minimum de complications et une préservation de la qualité de vie :

- contrôle glycémique +++ :
  - objectif chez l'adulte : HbA1c $\leqslant$ 7 %
  - à moduler selon l'âge, l'ancienneté du diabète et le risque d'hypoglycémie (enfant, sujet âgé)
- contrôle de la pression artérielle essentiel pour la prévention des complications

Éducation thérapeutique

Fondamentale, vise à l'autonomisation du patient :

- transfert organisé et planifié de compétences vers le patient
- objectifs thérapeutiques personnalisés, progressifs et acceptables
- évaluation des acquis et réajustement des objectifs au cours de l'évolution

Traitement insulinique

- Traitement palliatif à vie dans le type 1
- Profil pharmacologique des insulines
  - action rapide ou ultrarapide :
    - insuline humaine recombinante : délai 45 minutes, durée 4-8 heures
    - analogues de l'insuline humaine : délai 10 minutes, durée 3-5 heures
  - action intermédiaire : insuline humaine (NPH) : durée 9-16 heures
  - analogues lents : durée 12-24 heures suivant formulation
  - mélanges préétablis d'analogues rapides et semi-lents ou d'insuline rapide et NPH : 12 heures
- Mode d'administration :
  - stylos injecteurs rechargeables (cartouches) ou jetables
  - seringues avec aiguilles montées
  - pompes portables sous-cutanées (analogue rapide)
  - infusion intraveineuse (insuline ou analogue rapide) pour situations d'urgence
- Schémas :
  - basal-bolus ++ :
    - 1 ou 2 injections d'analogue lent pour l'insulinisation basale, et 3 à 4 injections prandiales d'analogue ou d'insuline rapide (bolus) pour la métabolisation des repas
    - schéma le plus flexible et réduisant le risque d'hypoglycémie
  - schéma à 2 injections d'insuline à doses ± forfaitaires :
    - patients non éducables
    - sujets âgés avec besoins réguliers
    - diabètes secondaires...
  - doses : 0,7 à 0,8 U/kg/jour (50 % basal et 50 % bolus)
  - autoadaptation en fonction des glycémies, de l'activité physique et de l'alimentation
  - insulinothérapie fonctionnelle : modèle d'éducation thérapeutique visant à adapter le traitement insulinique au mode de vie
- Effets secondaires :
  - hypoglycémie *(voir item 206)*
  - prise de poids
  - lipo-hypertrophies si injections au même endroit

Traitement non insulinique

- Strict contrôle tensionnel +++ et du LDL cholestérol
- Accompagnement et soutien psychologique
- Alimentation variée, sans interdits *(voir item 179)*
- Exercice physique à conserver avec adaptation du schéma
- Utilité des associations de patients
- Traitement des complications si nécessaire (*voir* infra)
- Vaccinations antitétanique, antigrippale

Voies d'avenir

- Capteurs de glycémie avec mesure du glucose en continu en lecture directe
- Pompes implantables rétrocontrôlées (pancréas artificiel : boucle semi-fermée)
- Greffe de pancréas, greffe d'îlots

Surveillance

- Autosurveillance glycémique :
  - indispensable dans le D1 pour adapter les doses et gérer les situations d'urgence (seulement chez certains malades dans le D2)
  - idéalement 3 à 4 glycémies capillaires par jour
  - intérêt d'un carnet de surveillance
- Autosurveillance urinaire : recherche d'acétonurie en cas d'hyperglycémie à jeun
- Hémoglobine glyquée (HbA1c) tous les 3 mois :
  - reflet de l'équilibre des 3 mois précédents
  - valeur normale : 4 à 6 %
- Autres éléments de surveillance :
  - consultation spécialisée 3 à 4 fois par an (poids, TA, examen des pieds)
  - exploration d'une anomalie lipidique, créatininémie, microalbuminurie, ECG 1 fois par an
  - examen ophtalmologique (fond d'œil ou rétinographie) 1 fois par an

Cas particuliers

- Diabète de l'enfant et de l'adolescent :
  - difficulté d'équilibrage et d'acceptation à l'adolescence
  - augmentation des besoins insuliniques à la puberté
- Diabète au féminin :
  - contraception :
    - œstroprogestatifs possibles *si* diabète récent, non compliqué, sur période courte, en l'absence de tabagisme
    - alternatives : contraception locale, stérilet ++
  - grossesse *(voir item 16)* :
    - équilibre dès la conception (HbA1c < 6,5 %)
    - risque de malformations congénitales (cœur, rein, SNC), de macrosomie fœtale et de prématurité en cas de déséquilibre
    - prise en charge multidisciplinaire
    - contre-indications : coronaropathie, glomérulopathie, rétinopathie majeures
    - risque d'aggravation de la rétinopathie et néphropathie si non stabilisées
    - objectifs glycémiques stricts : glycémie à jeun < 0,90 g/L, glycémie post-prandiale < 1,20 g/L
- Diabète en situation de jeûne :
  - en cas d'intolérance gastrique :
    - ne jamais interrompre l'insuline
    - collations liquides fractionnées

    - hospitalisation pour glucose IV
    - recherche cétonurie ++ (troubles digestifs révélateurs d'une cétose débutante)
  - chirurgie : insulinothérapie en infusion intraveineuse

▶▶ ·······
Même en cas de glycémie à jeun normale, un D1 a besoin continuellement d'insuline

Évolution

- Maladie chronique :
  - nécessité d'une participation active du patient
  - retentissement psychologique, phases d'acceptation
  - freins à l'adhésion au traitement
- Facteurs de déséquilibre :
  - maladie intercurrente :
    - infections
    - endocrinopathie (Basedow…)
  - corticothérapie
  - lipodystrophies (absence de variation des sites d'injection)
  - diabète instable : répétition d'acidocétoses et/ou d'hypoglycémies sévères :
    - facteurs psychologiques
    - gastroparésie : hypoglycémies postprandiales précoces
    - déficit du système de contre-régulation : altération de la perception et de la correction des hypoglycémies

→ TRAITEMENT DU DIABÈTE DE TYPE 2

Objectifs

- Contrôle glycémique :
  - HbA1c à 6,5 %
  - objectifs modulés (6,5-7,5 %) selon l'âge et le nombre de traitements nécessaire
- Amélioration de l'insulinosensibilité
- Prise en charge globale des FRCV : tabac, pression artérielle, dyslipidémie

Moyens non médicamenteux

- Modification du mode de vie :
  - lutte contre la sédentarité ++ (au moins 30 à 45 min/j de marche rapide 3 fois par semaine)
  - alimentation :
    - correction des principales erreurs alimentaires : réduction des lipides saturés, des aliments à index glycémique élevé, de l'alcool en excès
    - régime hypocalorique si excès pondéral (objectif : – 5-10 % poids)
  - aide au sevrage tabagique
- Éducation thérapeutique : connaissance de la maladie et de ses complications

Moyens médicamenteux

- Traitement de l'hyperglycémie :
  - traitements médicamenteux en dehors de l'insulinothérapie :

	MODE D'ACTION	CONTRE-INDICATIONS	EFFETS SECONDAIRES
Biguanides Metformine (Glucophage®, Stagid®)	Diminue l'insulino-résistance hépatique	Insuffisance rénale, cardiaque, hépatique, respiratoire	Troubles digestifs (douleurs abdominales, diarrhées surtout en début de traitement)
Glitazones Pioglitazone (Actos®) Rosiglitazone (Avandia®)	Lutte contre insulinorésistance musculaire et du tissu adipeux	Insuffisance cardiaque, hépatique, rénale sévère	Prise de poids : masse grasse et œdèmes Fractures Œdème maculaire (?)
Sulfamides hypoglycémiants Glimépiride (Amarel®) Glicazide (Diamicron®)	Insulinosécrétagogue	Insuffisance rénale, hépatique	Hypoglycémies Prise de poids
Glinides Répaglinide (Novonorm®)	Insulinosécrétagogue	Insuffisance rénale sévère	Hypoglycémies
Inhibiteur de l'α-glucosidase Acarbose (Glucor®)	Inhibe l'absorption intestinale des glucides complexes		Troubles digestifs (douleurs abdominales, diarrhées)
Agoniste du GLP-1 Exénatide (Byetta®) (injections SC forfaitaires)	Stimule la sécrétion d'insuline en réponse à l'hyperglycémie Bloque le glucagon Favorise la satiété	Insuffisance rénale sévère	Nausées, vomissements en début de traitement Peu/pas d'hypoglycémies Perte de poids - 3-5 kg
Gliptines Sitagliptine (Januvia®) Vildagliptine (Galvus®)	Inhibiteur des DPPIV : inhibe la dégradation du GLP1 endogène	Insuffisance rénale sévère	Peu/pas d'hypoglycémies Pas de prise de poids

  - insulinothérapie :
    - souvent combinée avec les antidiabétiques oraux
    - 1 injection le soir initialement puis multi-injections
  - stratégie thérapeutique : recommandations HAS 2006
- Traitement de la dyslipidémie :
  - hypercholestérolémie : statines :
    - objectif : LDL < 1,3 g/L si + 2 FRCV dont microalbuminurie
    - LDLc < 1 g/L si risque équivalent prévention secondaire
  - hypertriglycéridémie :
    - statines Tg < 4 g/L et HDL bas
    - fibrates si TG > 4 g/L
- Traitement de l'HTA :
  - associations privilégiées : IEC, ARA2, dihydropyridines
  - β-bloquant cardiosélectif
  - diurétiques
  - objectif tensionnel de 130/80 mmHg
- Antiagrégants selon niveau de risque CV et athérome documenté
- Surveillance : *voir DT1*

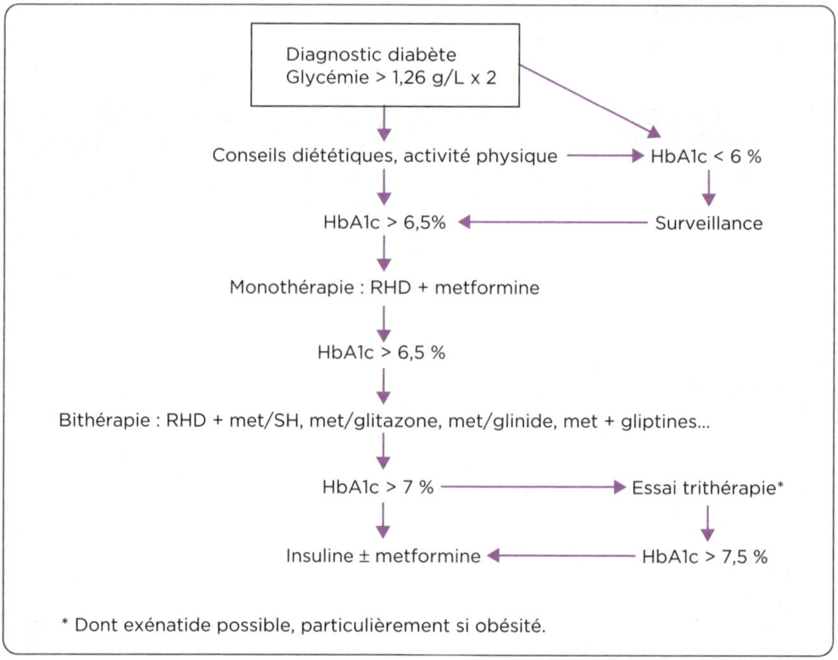

Stratégie thérapeutique à adopter devant un diabète de type 2

COMPLICATIONS MÉTABOLIQUES DU DIABÈTE

→ COMA ACIDOCÉTOSIQUE (D1)

Étiologie

- Déficit absolu en insuline :
  - coma inaugural du DT1 (10 % des cas)
  - arrêt volontaire ou involontaire (panne de pompe SC) de l'insulinothérapie
- Déficit relatif en insuline : facteur déclenchant (infection, infarctus, corticothérapie) avec augmentation des besoins en insuline non compensée (DT1 ou DT2)
- Inconnue (25 % des cas)

Incidence

- Coma rare
- 2 à 4 % par an et par patient

Physiopathologie

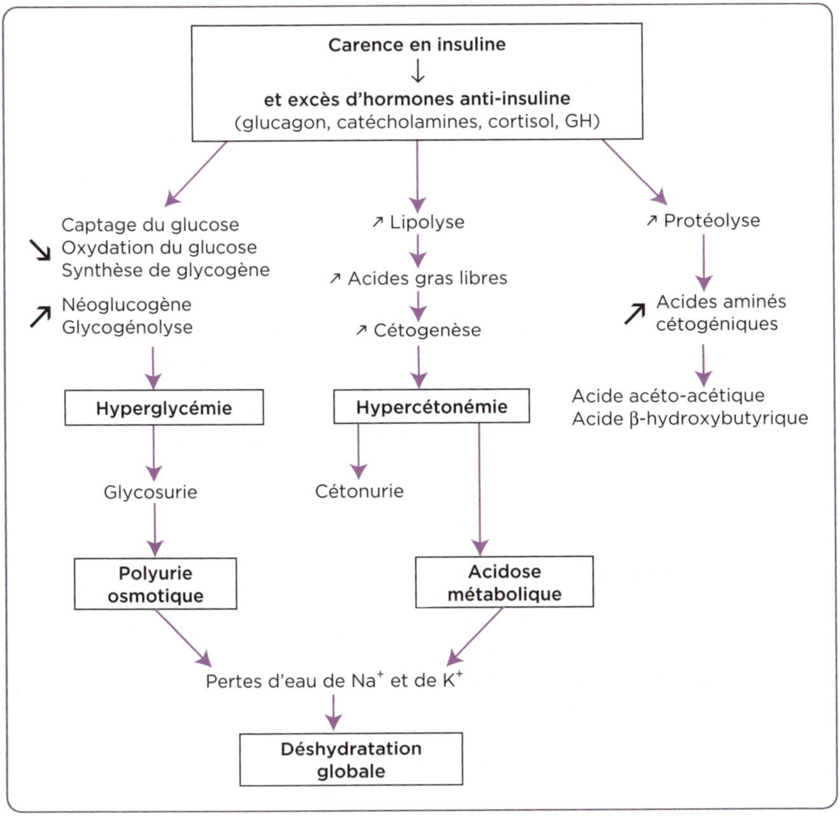

Physiopathologie du coma acidocétosique (D1)

Diagnostic et évolution

- Phase de cétose :
  - syndrome cardinal accentué
  - troubles digestifs (nausées, vomissements, douleurs abdominales)
- Phase de cétoacidose :
  - dyspnée de Kussmaul
  - troubles de conscience (état stuporeux)
  - déshydratation mixte à prédominance extracellulaire, avec insuffisance rénale fonctionnelle
- Diagnostic biologique :
  - rapide :
    - glycémie $\geqslant$ 2,5 g/L
    - acétonurie $\geqslant$ 2 +

  - glycosurie ⩾ 2 +
  - pH veineux < 7,25
  - bicarbonate < 15 mmol/L
- kaliémie en urgence
- Critères de gravité imposant l'hospitalisation en réanimation :
  - sujet âgé
  - pH < 7
  - kaliémie < 4 ou > 6
  - coma
  - instabilité tensionnelle
  - non-reprise de la diurèse après 3 heures
  - vomissements incoercibles
- Diagnostic différentiel :
  - urgence abdominale (augmentation physiologique des enzymes)
  - coma hyperosmolaire (calcul natrémie corrigée, osmolalité)
- Évolution :
  - régression sous traitement en 24 à 48 heures
  - complication iatrogène : œdème cérébral, hypokaliémie, surcharge hydrosodée
  - risque d'infarctus

Traitement

- Traitement curatif :
  - mesures générales :
    - scope, PA, surveillance glycémie, cétonurie/heure, ionogramme sanguin/3 heures, diurèse...
    - sonde gastrique si vomissements, sonde urinaire si anurie prolongée, voie veineuse centrale seulement si collapsus cardiovasculaire
    - bilan infectieux et enzymatique selon orientation
    - prévention complications thromboemboliques
  - insulinothérapie intraveineuse continue à la seringue électrique tant que persiste la cétose (5 à 15 U/h)
  - réhydratation sérum physiologique 4 à 7 L/24 h
  - sérum glucosé IV pour maintenir la glycémie à 2,0 g/L et permettre la poursuite de l'insulinothérapie
  - apports potassiques importants à ajuster à la kaliémie (compenser la correction de l'hypokalicytie)
  - traitement du facteur déclenchant éventuel
- Traitement préventif : éducation des patients +++ :
  - recherche de cétonurie systématique si glycémie > 2,50 g/L
  - suppléments d'insuline rapide si cétonurie (3 à 5 U/ + d'acétone)
  - maintien des injections même si inappétence

→ COMA HYPEROSMOLAIRE (D2)

Étiologie

- Décompensation classique du sujet âgé diabétique de type 2 connu ou méconnu lorsque la polyurie est insuffisamment compensée ou compensée par des boissons sucrées

- Facteurs étiologiques :
  - âge > 75 ans
  - facteurs de déshydratation : diurétiques, mauvaise accessibilité aux boissons (maison de retraite, état de démence...), infection aiguë
  - facteurs de déséquilibre : arrêt de traitement, corticothérapie

Diagnostic et évolution

- Signes cliniques :
  - polyurie
  - déshydratation intense
  - troubles de la vigilance
- Diagnostic biologique :
  - glycémie > 6,0 g/L
  - osmolalité > 350 mOsmol/kg *selon la formule* $Na_{mmol/L} + K_{mmol/L} \times 2 + urée_{mmol/L} + glycémie_{mmol/L}$
  - natrémie corrigée > 155 mmol/L *selon la formule* $Nap_{mmol/L} + [(glycémie_{g/L} - 1) \times 1{,}6]$
  - absence de cétose et d'acidose
- Évolution : mortalité de 20 à 40 % chez le sujet âgé

Traitement

- Mesures générales :
  - voie veineuse ± centrale, prévention complications décubitus
  - surveillance clinique : conscience, scope, PA, température, diurèse...
  - surveillance biologique : ionogramme et créatininémie, glycémie/h
  - héparinothérapie préventive
- Insulinothérapie intraveineuse continue à la seringue électrique : 2 à 5 U/h en maintenant une glycémie > 2,5 g/L
- Réhydratation prudente : 4 à 6 L/24 h sérum salé isotonique, puis glucosé
- Traitement de l'affection causale

→ HYPOGLYCÉMIES (D1 ET D2)

(Voir item 206)

- Chez les patients traités par insuline :
  - inévitable chez DT1 bien équilibré (3 à 5 hypoglycémies modérées/semaine)
  - D2 :
    - sulfamides hypoglycémiants et glinides avec possibilité d'hypoglycémies profondes et prolongées sous sulfamides
    - la metformine, les inhibiteurs des α-glucosidases, les glitazones, les agonistes du GLP1 et les inhibiteurs de la DPP4 ne sont jamais la cause directe d'hypoglycémie
- Fréquence accrue chez patients proches de l'objectif (HbA1c < 6,5-7 %)
- La répétition des hypoglycémies abaisse le seuil de déclenchement de la réponse hormonale contre-régulatrice et réduit les signes neurovégétatifs favorisant la survenue de comas
- Reprendre l'éducation
- Rechercher des causes directes et indirectes

241 Goitre et nodule thyroïdien

Objectifs

- **Diagnostiquer un goitre et un nodule thyroïdien**
- **Argumenter l'attitude thérapeutique et planifier le suivi du patient**

Recommandations, consensus

- **Groupe d'étude des tumeurs endocrines (2006) :** Cancer médullaire de la thyroïde et néoplasies endocriniennes multiples de type 2
- **Groupe d'étude des tumeurs endocrines (2006) :** Néoplasie endocrinienne multiple de type 1

GOITRE

- Hypertrophie diffuse du corps thyroïde
- Définition OMS : taille palpée des lobes thyroïdiens supérieure à la 1re phalange du pouce du patient

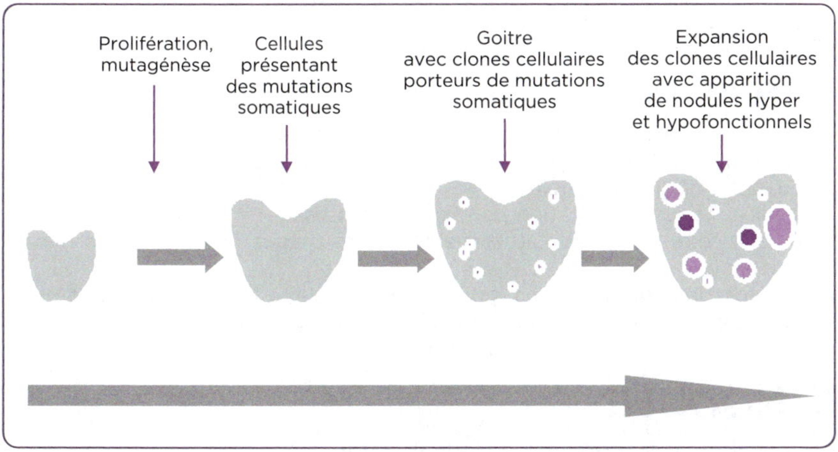

Hypothèse de transformation nodulaire d'un goitre

→ GOITRES SIMPLES

- Révélation à l'adolescence (6 à 7 %)
- Facteurs favorisant : sexe féminin, carence iodée, génétique, grossesse, tabac
- Histoire naturelle : goitre diffus avec hyperplasie homogène évoluant vers un goitre multinodulaire. Lésions irréversibles

→ COMPLICATIONS

- Goitre multinodulaire toxique :
  - hyperthyroïdie due aux nodules néoformés fonctionnels et autonomes vis-à-vis de la TSH
  - prise exogène d'iode : facteur de risque de passage à la toxicité
- Goitre compressif :
  - dangereux si développement intrathoracique (goitres plongeants)
  - risque de dyspnée inspiratoire par compression trachéale
  - plus rarement :
    - dysphonie par compression du nerf récurrent
    - dysphagie par compression œsophagienne
    - syndrome cave supérieur par compression veineuse profonde

→ EXPLORATION

- Examen clinique : palpation cervicale
- Dosage de la TSH, normale dans les goitres simples
- Anticorps antithyroïdiens négatifs : diagnostic différentiel avec les thyroïdites chroniques
- Échographie : évaluation précise du volume et de la morphologie thyroïdienne
- Pour les goitres avec TSH basse : scintigraphie montrant les foyers de fixation autonomes
- Pour les goitres plongeants : pôles inférieurs de la thyroïde non perçus :
  - radiographie du thorax à la recherche d'une déviation trachéale
  - TDM thoracique sans injection d'iode (risque d'hyperthyroïdie en cas de nodules fonctionnels) : meilleur examen pour visualiser le goitre, les organes de voisinage, le calibre trachéal

→ TRAITEMENT

- Surtout prévention de la carence iodée par l'iodation du sel
- Intérêt d'un traitement par LT4 et/ou iodure de potassium :
  - au stade du goitre simple
  - pour éviter une majoration pendant la grossesse
  - inutile, voire dangereux au stade nodulaire (risque de passage en hyperthyroïdie)
- Au stade des complications, goitre multinodulaire toxique ou goitre plongeant compressif : traitement radical par chirurgie ou iode 131

■ NODULE

- Hypertrophie localisée de la glande thyroïde
- Fréquence +++, prédominance féminine (× 3)

- Nodules cliniques palpables : 4 à 5 % de la population générale
- Nodules infracliniques à l'échographie : plus de 50 % de la population de 60 ans
- Nodule souvent asymptomatique et de découverte fortuite (palpation, échographie des TSA)
- 5 % des nodules sont des cancers : cancers papillaires et vésiculaires (90 %), médullaires (5 %), exceptionnellement anaplasiques, lymphomes, métastases

→ CLINIQUE

- Interrogatoire :
  - contexte de survenue (brutale ou progressive)
  - antécédents personnels (irradiation) et familiaux (cancer thyroïdien)
  - évolutivité
- Examen clinique :
  - palpation : nodule isolé ou non, dur ou ferme, régulier, douloureux
  - présence d'adénopathie, signes de compression...
  - recherche des signes d'hyperthyroïdie ou d'hypothyroïdie
  - recherche de signes généraux (fièvre, inflammation)
- Signes d'orientation étiologique :
  - nodule avec signes d'hyperthyroïdie : nodule toxique
  - apparition brutale d'un nodule douloureux : hématocèle
  - nodule avec fièvre et douleurs : thyroïdite subaiguë
  - nodule avec signes d'hypothyroïdie : thyroïdite chronique
  - nodule suspect de cancer :
    - âge < 16 ans ou > 65 ans
    - sexe masculin
    - antécédents familiaux de cancer thyroïdien ou de néoplasie endocrinienne multiple de type 2
    - antécédents d'irradiation cervicale
    - nodule récemment apparu ou rapidement évolutif
    - nodule dur, irrégulier ou fixé
    - paralysie récurrentielle
    - adénopathie cervicale

→ EXAMENS

- Dosage de TSH réalisé en 1re intention
- Échographie :
  - volume, échogénicité, caractère solide ou liquidien
  - cancers souvent hypoéchogènes, hétérogènes, siège de microcalcifications mais pas de critère échographique fiable pour le diagnostic de malignité
- Scintigraphie thyroïdienne si TSH basse, à la recherche d'un adénome toxique (5 % des nodules)
- Cytoponction à l'aiguille fine :
  - souvent réalisée sous échographie
  - examen sensible et spécifique pour le diagnostic de malignité
  - à réaliser :
    - si nodule solide ou mixte > 1 cm avec TSH normale ou élevée
    - si ATCD de radiothérapie cervicale
    - critères échographiques de suspicion de malignité

- Dosage de la calcitonine :
  - marqueur du cancer médullaire
  - indispensable si :
    - symptômes (diarrhée, flush)
    - antécédents familiaux de cancers médullaires ou de néoplasie endocrinienne multiple de type 2 (cancer médullaire de la thyroïde, phéochromocytome, hyperparathyroïdie)
    - chirurgie programmée
  - systématique pour certains

→ TRAITEMENT

Dépend de la nature du nodule :

- nodule toxique ou prétoxique : chirurgie ou iode radioactif
- nodule avec cytologie bénigne :
  - surveillance
  - traitement frénateur de LT4 peu efficace
  - chirurgie si augmentation de volume, gêne fonctionnelle
- suspicion de cancer : chirurgie :
  - lobo-isthmectomie avec examen extemporané ou le plus souvent thyroïdectomie totale d'emblée
  - conduite à tenir ultérieure dictée par l'anatomopathologie :
    - cancer thyroïdien papillaire ou vésiculaire (90 %) : généralement bien différencié ; bon pronostic d'ensemble mais possibilité de récidives tardives ; totalisation par l'iode 131 en fonction des facteurs pronostiques (pTNM) ; traitement frénateur de LT4 (cancer hormonodépendant) ; marqueur thyroglobuline
    - cancer médullaire thyroïdien : marqueurs : calcitonine, ACE ; familial dans 25 % des cas (néoplasie endocrinienne multiple de type 2) ; recherche de mutation de RET ; en cas de mutation : recherche de phéochromocytome, dépistage familial

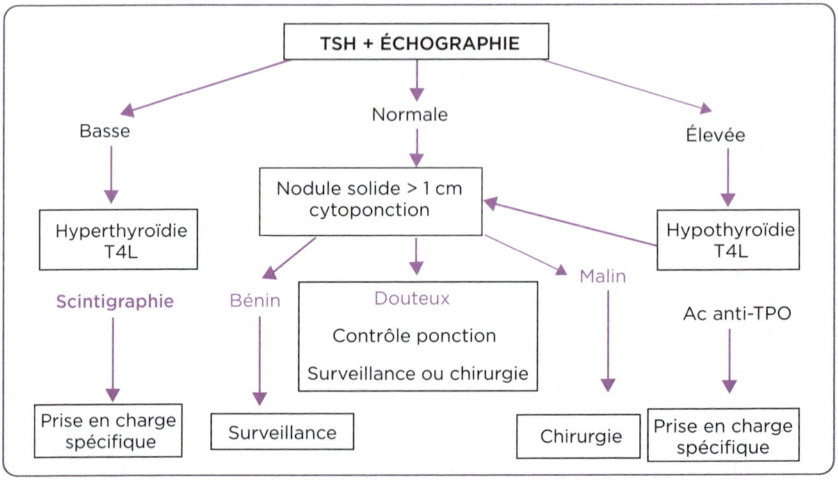

Stratégie diagnostique devant un nodule

246 Hyperthyroïdie

Objectifs

- **Diagnostiquer une hyperthyroïdie**
- **Argumenter l'attitude thérapeutique et planifier le suivi du patient**

Recommandations, consensus

- **Agence nationale d'accréditation et d'évaluation en santé (ANAES) (2000) :** Diagnostic et surveillance biologique de l'hyperthyroïdie de l'adulte

SYNDROME DE THYROTOXICOSE

- Conséquence de la production excessive d'hormones thyroïdiennes
- Résulte de l'action stimulante des hormones thyroïdiennes sur de nombreux tissus
- Signes variables selon l'intensité de l'hyperthyroïdie, le terrain et l'étiologie

→ CLINIQUE

- **Signes cardiovasculaires :**
  - palpitations
  - tachycardie sinusale
  - éréthisme cardiovasculaire
  - dyspnée
  - complications : troubles du rythme auriculaire et insuffisance cardiaque à débit élevé
  - parfois HTA
- **Signes neuropsychiques :**
  - nervosité et hyperkinésie
  - agitation
  - troubles du sommeil
  - troubles de l'humeur : labilité émotionnelle, irritabilité
  - tremblement fin des extrémités
- **Signes digestifs :**
  - amaigrissement malgré un appétit conservé ou une polyphagie... mais parfois prise de poids paradoxale (sujet jeune ++)

- accélération du transit, voire diarrhée motrice
- syndrome polyuropolydipsique
- **Signes cutanés :**
  - hypersudation, peau moite
  - thermophobie
- **Signes musculaires :** formes sévères, sujet âgé ++ :
  - faiblesse musculaire
  - amyotrophie, signe du tabouret

→ CRISE AIGUË THYROTOXIQUE

- Complication rare et grave :
  - de l'hyperthyroïdie négligée
  - après traitement radical (chirurgie ++) sans que l'euthyroïdie ait été préalablement restaurée par un antithyroïdien
- Exacerbation des signes de thyrotoxicose, fièvre, déshydratation, troubles neuropsychiques. Pronostic vital engagé

→ BIOLOGIE

- **Signes non spécifiques :**
  - leuconeutropénie modérée
  - hypocholestérolémie
  - hyperglycémie modérée, aggravation d'un diabète préexistant
  - cholestase, cytolyse
- **Bilan thyroïdien :**
  - TSH effondrée (dosage de 1re intention, ANAES)
  - examens de 2e intention en fonction de la TSH et du contexte clinique :
    - T4 libre et/ou T3 libre élevée
    - permet d'apprécier l'importance de la thyrotoxicose

■ ÉTIOLOGIE

→ MALADIE DE BASEDOW

1re cause d'hyperthyroïdie, 2 % des femmes.

Terrain

- Maladie auto-immune, liée aux anticorps antirécepteurs de la TSH (TRAK)
- Association possible à d'autres maladies auto-immunes (PEA)
- Prédominance féminine
- Sujet jeune (20-40 ans)

Clinique

- Thyrotoxicose
- Goitre élastique, diffus, homogène, vasculaire (thrill, souffle)
- Orbitopathie :
  - 50 % des patients, toutes formes confondues
  - favorisée par le tabac ++
  - exophtalmie, inocclusion palpébrale, diplopie par troubles oculomoteurs

- signes inflammatoires : rougeur conjonctivale, des paupières, kératite, œdème palpébral
- parfois grave ++ : neuropathie optique par compression du nerf optique ; inocclusion palpébrale et risque d'ulcère de cornée

Examens à visée étiologique (inutiles si forme typique)

- TRAK (Ac antirécepteur de la TSH) + : spécifiques de la maladie de Basedow
- Échographie thyroïdienne : goitre homogène et vasculaire
- Scintigraphie thyroïdienne : hyperfixation homogène

→ ADÉNOME TOXIQUE

Terrain

Sujet plus âgé (40-60 ans).

Clinique

- Thyrotoxicose
- Nodule thyroïdien

Examens complémentaires

- Absence d'anticorps
- Échographie : nodule
- Scintigraphie : nodule chaud, avec extinction du reste du parenchyme

→ GOITRE MULTINODULAIRE TOXIQUE

1re cause d'hyperthyroïdie chez le sujet âgé.

Terrain

Évolution d'un goitre nodulaire ancien.

Clinique

- Thyrotoxicose
- Goitre multinodulaire, parfois plongeant
- Absence de signes orbitaires

Examens complémentaires

- Absence d'anticorps antithyroïdiens
- Échographie thyroïdienne : nodules, volume du goitre
- Scintigraphie : zones fonctionnelles hyperfixantes, parenchyme sain non fixant

→ THYROÏDITE SUBAIGUË DE DE QUERVAIN

Terrain

- À tout âge, sans anomalie thyroïdienne sous-jacente
- Origine virale probable

Clinique

- Syndrome de thyrotoxicose souvent modéré
- Syndrome pseudo-grippal
- Douleurs cervicales antérieures
- Goitre modéré, ferme et douloureux +++

Examens complémentaires

- Hyperthyroïdie biologique peu intense
- Syndrome inflammatoire
- Scintigraphie blanche +++

→ THYROÏDITE AUTO-IMMUNE SILENCIEUSE

Terrain

- À tout âge, fréquente (5-9 % des grossesses)
- +++ après l'accouchement : thyroïdite du *post-partum*

Clinique

- Syndrome de thyrotoxicose souvent modéré et isolé
- Suivi d'une hypothyroïdie transitoire ou définitive (dans 25 % des cas)

Examens complémentaires

- Hyperthyroïdie biologique peu intense
- Pas de syndrome inflammatoire
- Ac antithyroïdiens (TPO +++) positifs
- Scintigraphie blanche

→ HYPERTHYROÏDIES IATROGÈNES

- **Surcharge iodée :**
  - amiodarone ++++
  - fréquentes : 10 % des traitements
  - souvent graves, terrain fragile
  - saturation iodée prolongée (> 1 an)
  - clinique :
    - type 1 : sur thyroïde pathologique : goitre, nodule(s)
    - type 2 : sur thyroïde saine, effet toxique de l'iode
  - examens complémentaires :
    - scintigraphie : peu fixante (type 1) ou blanche (type 2)
    - iodurie élevée
- **Thyrotoxicose factice :** prise cachée d'hormones thyroïdiennes :
  - clinique :
    - thyrotoxicose
    - thyroïde normale
  - examens complémentaires :
    - scintigraphie blanche
    - thyroglobuline basse ++++
- **Interféron α et β :**
  - sexe féminin, Ac anti-TPO préexistants
  - hyperthyroïdie cytolytique, parfois suivie d'hypothyroïdie

→ THYROTOXICOSE GESTATIONNELLE TRANSITOIRE

▶▶ ....

2 % des grossesses

- Stimulation du récepteur de TSH par l'HCG (homologie structurale)
- Signes cliniques d'hyperthyroïdie au 1er trimestre
- Dans les formes graves : vomissements
- Régresse en 2de partie de grossesse

→ CAUSES RARES

- **Adénome thyréotrope :**
  - adénome hypophysaire sécrétant TSH, goitre
  - hyperthyroïdie biologique avec TSH normale ou modérément augmentée, inappropriée
- **Résistance aux hormones thyroïdiennes :**
  - forme familiale
  - hyperthyroïdie biologique avec TSH normale, inappropriée
- **Hyperthyroïdie familiale :**
  - mutation activatrice du récepteur de la TSH
  - goitre et hyperthyroïdie, mais absence d'anticorps

Principales étiologies et éléments du diagnostic des hyperthyroïdies

	ÉTIOLOGIE	ÉLÉMENTS DU DIAGNOSTIC
Causes fréquentes		
Maladie de Basedow	Auto-immunitaire	TRAK +, hyperfixation diffuse scintigraphique
Goitres nodulaires toxiques	Nodules autonomisés	Nodule(s) extinctif(s)
Thyroïdite silencieuse (surtout *post-partum*)	Thyroïdite auto-immune	Scintigraphie blanche, Ac anti-TPO +
Causes moins fréquentes		
Thyroïdite subaiguë	Inflammatoire, virale	Scintigraphie blanche, CRP élevée, Ac anti-TPO -
Hyperthyroïdie induite par l'amiodarone	Saturation iodée (type 1), thyroïdite (type 2)	Iodurie élevée, scintigraphie blanche ou peu captante, TRAK -
Thyrotoxicose médicamenteuse (interféron...)	Thyroïdite inflammatoire ou auto-immune	Contexte, scintigraphie blanche, TRAK -
Causes rares		
Adénome thyréotrope	Adénome hypophysaire sécrétant TSH	TSH élevée en regard de l'élévation de T3 et T4
Thyrotoxicose gestationnelle	Effet TSH-like des HCG	Contexte *hyperemesis gravidarum*
Struma ovarii	Tératome	Fixation pelvienne du radio-iode
Cancer thyroïdien métastatique	Métastases fonctionnelles	Thyroglobuline élevée, Scintigraphie corps entier
Résistance aux hormones thyroïdiennes	Résistance au récepteur β hypophysaire	TSH normale ou augmentée en regard de l'élévation de T3 et T4

■ PRINCIPES DU TRAITEMENT

→ TRAITEMENT SYMPTOMATIQUE (SYSTÉMATIQUE)

- Repos +++
- Bêtabloquants en l'absence de CI
- Sédatifs

→ ANTITHYROÏDIENS

- Carbimazole, méthimazole et propylthiouracil
- Pas d'indication dans les formes cytolytiques (thyroïdite de De Quervain, silencieuse, du *post-partum*)
- En préparation avant traitement radical ou en traitement de fond de 12 à 18 mois (Basedow)
- Effets secondaires : hypothyroïdie, allergies cutanées, agranulocytose
- Surveillance NFP (hebdomadaire le 1er mois, puis systématique en cas de fièvre)
- Contrôle de l'efficacité du traitement : dosage de T4 en début de traitement, dosage de TSH après normalisation de T4 (inertie)

→ TRAITEMENT RADICAL

- Deux options : chirurgie ou iode 131
- Après restauration de l'euthyroïdie par antithyroïdiens (++ si hyperthyroïdie intense)

Chirurgie

- Lobectomie si adénome toxique
- Thyroïdectomie totale si GMN toxique ou Basedow
- Avantages : rapidité d'effet, récidive rare
- Inconvénients : risque d'hypothyroïdie définitive, traitement invasif
- Complications chirurgicales : hypoparathyroïdie, paralysie récurrentielle

Iode 131

- Administration orale d'une dose d'iode 131
- Contre-indications : grossesse, allaitement
- Avantages : simplicité d'administration, faible coût
- Inconvénients : efficacité retardée, contraintes de radioprotection (entourage)

▶▶ ....
Risque d'hypothyroïdie définitive

■ INDICATIONS THÉRAPEUTIQUES

Le traitement symptomatique est systématique :

- **maladie de Basedow :**
  - traitement médical 12 à 18 mois en 1re intention
  - si rechute : chirurgie (goitre volumineux +++, projet de grossesse) ou iode 131 (thyroïde peu hypertrophiée)
- **adénome toxique :** chirurgie (lobectomie) ou iode 131
- **GMN toxique :** chirurgie (thyroïdectomie totale) ou iode 131
- **thyroïdite de De Quervain :** traitement anti-inflammatoire (aspirine, corticoïdes)
- **thyroïdite silencieuse ou du *post-partum* :** traitement symptomatique seul

- **hyperthyroïdie par surcharge iodée :**
  - suppression de la cause de la surcharge iodée +++
  - type 1 : antithyroïdiens
  - type 2 : corticoïdes
- **cardiothyréose :**
  - anticoagulants si trouble(s) du rythme, bêtabloquants ou digitaliques si CI, traitement spécifique : ATS
  - cardioversion après restauration de l'euthyroïdie

248

Hypothyroïdie

Objectifs

- **Diagnostiquer une hypothyroïdie**
- **Argumenter l'attitude thérapeutique et planifier le suivi du patient**

Recommandations, consensus

- **Haute Autorité de Santé (2007) :** Hypothyroïdie fruste de l'adulte, diagnostic et prise en charge

INSUFFISANCE THYROÏDIENNE PRIMAIRE OU « MYXŒDÈME »

- Déficit en hormones thyroïdiennes par atteinte primitive de la thyroïde (TSH élevée)
- Prévalence : 2 % de la population
- Surtout femme après 40 ans

→ CLINIQUE

- **Signes généraux :**
  - somnolence
  - frilosité
  - constipation
  - prise de poids
- **Signes cardiovasculaires :**
  - bradycardie
  - formes sévères : épanchement péricardique, athérome
- **Signes cutanéomuqueux :**
  - peau pâle ou jaunâtre, sèche
  - dépilation (axillaire, pubienne, queue des sourcils)
  - infiltration paupières
  - voix rauque
  - hypoacousie
  - ronflements

- **Signes neuromusculaires :**
  - syndrome du canal carpien
  - crampes musculaires et myalgies
  - formes sévères sujet âgé : syndrome confusionnel, myopathie proximale (avec parfois CPK élevées)
- **Chez la femme :**
  - ménorragies, infertilité
  - galactorrhée

→ FORMES FRUSTES

Y penser devant un syndrome canal carpien, une hypercholestérolémie.

→ GROSSESSE

- Risques chez la mère : HTA, prééclampsie, avortements prématurés, anémie, hémorragie du *post-partum*
- Risques chez le fœtus : anomalies du développement cérébral (même pour une hypothyroïdie maternelle fruste), hypotrophie

→ COMA MYXŒDÉMATEUX

- Complication rare et grave :
  - de l'hypothyroïdie négligée
  - surtout l'hiver après une agression (infection, chirurgie)
- Coma calme avec bradycardie, hypothermie
- Urgence thérapeutique, risque vital

→ EXAMENS PARACLINIQUES

- **Biologie non spécifique :**
  - hypercholestérolémie
  - augmentation des CPK
  - hyponatrémie de dilution
  - cholestase
  - anémie de tout type, souvent macrocytaire (à différencier d'une anémie de Biermer associée, dans le cadre d'une polyendocrinopathie auto-immune)
- **ECG :** bradycardie, microvoltage, troubles de la repolarisation
- **Bilan thyroïdien :**
  - TSH de 1re intention, élevée
  - T4 libre pour apprécier la profondeur du déficit :
    - T4 libre basse : hypothyroïdie patente
    - T4 libre normale : hypothyroïdie fruste ou infraclinique : peu ou pas symptomatique si TSH < 10 mUI/L ; évolution inconstante vers l'hypothyroïdie avérée

→ ÉTIOLOGIE

Le plus fréquemment d'origine auto-immunitaire.

- **Thyroïdite chronique lymphocytaire ou de Hashimoto :**
  - goitre ferme hétérogène
  - présence d'anticorps anti-TPO (thyroperoxydase)

  - contexte personnel ou familial de maladie auto-immune fréquent
  - si croissance rapide du goitre : ponction cytologique ++ pour éliminer un lymphome (complique < 1 % des thyroïdites auto-immunes)
- **Thyroïdite du *post-partum* :**
  - 6 % des grossesses
  - hyperthyroïdie transitoire vers le 2ᵉ mois puis hypothyroïdie ou hypothyroïdie seule entre le 3ᵉ et le 6ᵉ mois du *post-partum*
  - présence d'un petit goitre
  - anticorps antithyroïdiens positifs dans 90 % des cas
  - hypothyroïdie transitoire (80 % des cas) ; récidive à distance (40 %)
- **Thyroïdite subaiguë de De Quervain :**
  - thyroïdite inflammatoire, douloureuse
  - hypothyroïdie fruste et transitoire à la phase de guérison de l'hyperthyroïdie
- **Causes iatrogènes :**
  - surcharge iodée : amiodarone +++
  - autres médicaments :
    - antithyroïdiens de synthèse, lithium, antiangiogéniques, cytokines (interféron α et interleukine 2)
    - hypothyroïdie définitive dans 30 % des cas (anti-TPO +)
  - iode 131 : parfois tardive, dosage annuel de TSH après traitement
  - thyroïdectomie totale ou subtotale
  - radiothérapie cervicale : fréquente, TSH annuelle
- **Causes rares :**
  - syndrome de résistance généralisée aux hormones thyroïdiennes
  - amylose, hémochromatose, sarcoïdose...

Étiologies des hypothyroïdies primitives

SPONTANÉES	IATROGÉNIQUES
HYPOTHYROÏDIES PERMANENTES	
Thyroïdites auto-immunes Maladies infiltrantes de la thyroïde	Thyroïdectomies totales Iode radioactif Irradiation externe
HYPOTHYROÏDIES TRANSITOIRES	
Thyroïdite subaiguë Thyroïdite du *post-partum*	Amiodarone Interféron α Bexarotène Antiangiogéniques Lithium Antithyroïdiens

INSUFFISANCE THYROÏDIENNE CENTRALE OU « SECONDAIRE »

- Déficit en TSH presque toujours associé à d'autres déficits hypophysaires
- Signes d'hypothyroïdie moins marqués, absence de goitre

- **Diagnostic positif :** T4 libre basse et TSH normale ou modérément augmentée (TSH de faible activité biologique)
- **Diagnostic étiologique :**
  - tumeurs de la région hypothalamo-hypophysaire, nécrose hypophysaire du *post-partum* (Sheehan), chirurgie, radiothérapie hypophysaire, antécédents de méningite, de traumatisme crânien, hémochromatose...
  - IRM à réaliser systématiquement

■ TRAITEMENT

→ MOYENS THÉRAPEUTIQUES

- Traitement de LT4 (conversion périphérique de T4 en T3, intérêt d'associer T3 non démontré)
- Bêtabloquants (non systématiques) pour éviter la décompensation d'une insuffisance coronarienne chez sujet à risque

→ TRAITEMENT DE L'HYPOTHYROÏDIE PRIMAIRE

- Indiqué si TSH > 10 mUI/L ou si forme symptomatique avec Ac anti-TPO positifs
- Objectif normalisation de la TSH
- Posologie moyenne : 1-1,5 µg/kg/j
- Conduite thérapeutique variable suivant le terrain :
  - hypothyroïdie récente, sujet jeune sans facteur de risque CV : commencer le traitement à la dose de 1 µg/kg de poids/j, adaptation toutes les 4 semaines en fonction de T4 et TSH
  - sujet âgé, à risque CV, hypothyroïdie ancienne et profonde, coronarien :
    - initier le traitement à faible dose (12,5-25 µg/j) sous surveillance clinique et ECG
    - intérêt éventuel d'un traitement bêtabloquant ± avis cardiologique
    - majoration par palier toutes les 4 semaines en fonction de T4, TSH, tolérance clinique et ECG
  - chez la femme enceinte +++ :
    - majoration des besoins en LT4 de 30 à 50 %
    - surveillance toutes les 6 semaines pour maintenir la TSH à moins de 3 mU/L
  - surcharge iodée ou lithium : prescription de LT4 si poursuite du traitement ou en attendant normalisation TSH après arrêt du traitement
- Surveillance : dosage de TSH biannuel
- Les besoins thyroxiniques sont majorés :
  - en cas de prise de poids, dans les entéropathies, les cirrhoses, la maladie cœliaque, le syndrome néphrotique
  - sous l'effet de traitements médicamenteux :
    - interférant avec l'absorption intestinale : pansements digestifs, inhibiteurs de la pompe à protons, sels de fer, de calcium, de magnésium...
    - inducteurs enzymatiques : phénobarbital, phénytoïne, carbamazépine, rifampicine

→ TRAITEMENT DE L'HYPOTHYROÏDIE D'ORIGINE HYPOPHYSAIRE

- Peu ou pas d'utilité du dosage de TSH
- Objectif : maintenir T4 libre dans la partie haute de la normale, avec T3 libre normale

255 Insuffisance surrénale

Objectifs

- **Diagnostiquer une insuffisance surrénale aiguë et une insuffisance surrénale chronique**
- **Identifier les situations d'urgence et planifier leur prise en charge**
- **Savoir gérer l'arrêt d'une corticothérapie au long cours**

ANATOMIE - PHYSIOLOGIE

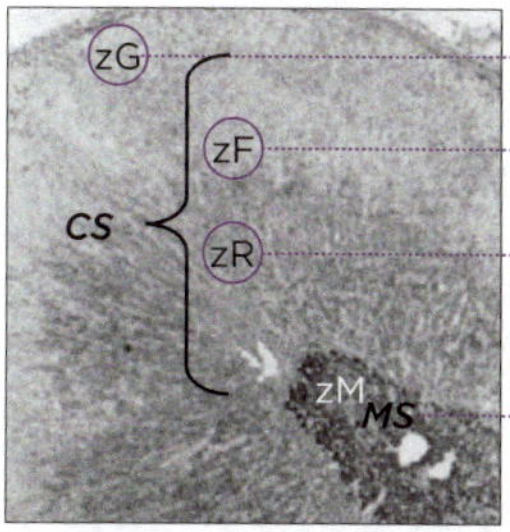

CORTICOSURRÉNALE

	Sécrétion	Contrôle
Zone glomérulée :	aldostérone	système rénine-angiotensine
Zone fasciculée :	cortisol	CRH/ACTH
Zone réticulée :	DHEA(S)	CRH/ACTH

MÉDULLOSURRÉNALE : adrénaline, noradrénaline

Anatomie de la corticosurrénale et de la médullosurrénale

CIRCONSTANCES DE DÉCOUVERTE

- Pathologie rare (prévalence 5/10 000 habitants)
- Deux formes :
  - insuffisance surrénale lente ou chronique :
    - primaire d'origine surrénalienne = maladie d'Addison : cause surrénalienne ; touchant la production de cortisol et d'aldostérone

  - secondaire d'origine centrale : cause hypothalamohypophysaire ; la plus fréquente : arrêt d'une corticothérapie prolongée ; liée à un manque d'ACTH, avec préservation de la sécrétion d'aldostérone
- insuffisance surrénale aiguë :
  - potentiellement létale
  - prise en charge thérapeutique rapide et précoce
  - à prévenir par l'éducation des patients

INSUFFISANCE SURRÉNALE LENTE

→ SIGNES CLINIQUES ET BIOLOGIQUES

Tableau d'installation souvent insidieuse.

SIGNES COMMUNS AUX IS PÉRIPHÉRIQUES ET CENTRALES	**Asthénie** : physique, psychique, sexuelle **Anorexie** **Amaigrissement** **Amyotrophie** **Hypotension orthostatique** **Troubles digestifs** : nausées **Hypoglycémie** **Anémie**, lymphocytose, éosinophilie **Cortisol bas, non ou peu stimulable par Synacthène®**	
SIGNES DIFFÉRENCIANT LES IS PÉRIPHÉRIQUES ET CENTRALES	**Insuffisance surrénale primaire (surrénalienne)**	**Insuffisance surrénale centrale (hypophysaire)**
Cliniques	**Mélanodermie** Taches gris ardoise	**Pâleur** cutanéomuqueuse
Biologiques	**Hyponatrémie** de déplétion (natriurèse ↑) **Hyperkaliémie** **ACTH élevée** **Aldostérone ↓ Rénine ↑**	**Hyponatrémie** de dilution (ADH ↑) **Kaliémie normale** **ACTH normale/basse** **Aldostérone et rénine normales**
SIGNES ASSOCIÉS À L'ÉTIOLOGIE	Pathologie auto-immune	Insuffisance antéhypophysaire Syndrome tumoral hypophysaire

→ DIAGNOSTIC POSITIF

Quelle que soit la cause

- Diagnostic de certitude : dosages hormonaux
- Ne pas attendre les résultats pour commencer le traitement dès lors que l'on suspecte une insuffisance surrénale
  - cortisol à 8 h 00 : diagnostic certain si cortisolémie < 30 ng/mL (83 nmol/L)
  - ACTH à 8 h 00 :
    - taux augmenté : en faveur d'une origine périphérique
    - taux normal ou abaissé : en faveur d'une origine centrale
  - test au Synacthène® :0,25 mg IM/IV :
    - réponse normale : cortisol à T60 min > 210 ng/mL (600 nmol/L)
    - **diagnostic certain : cortisolémie à T60 min < ou 180 ng/L (500 nmol/L)**

Insuffisance surrénale lente secondaire ou insuffisance corticotrope

À confirmer par tests dynamiques :

- test de référence : hypoglycémie insulinique
- autres :
  - ACTH-Synacthène® (inertie surrénalienne si insuffisance ACTH)
  - test à la Métopirone®
  - test CRF

→ ÉTIOLOGIES

Insuffisance surrénale lente primaire ou « maladie d'Addison »

- **Insuffisance surrénale auto-immune :** rétractation corticale :
  - étiologie la plus fréquente (80 %)
  - sex-ratio : 3 femmes/1 homme
  - contexte familial AI
  - isolée/syndromique :
    - PEA type I/syndrome APECED (mutation de la protéine AIRE), candidose, hypo-PTH, hypogonadisme, vitiligo, alopécie, maladie de Biermer, hypothyroïdie, DT1, maladie cœliaque
    - PEA type II/syndrome de Schmidt (MAD, gène ?), dysthyroïdie, DT1, *myasthenia*, vitiligo, maladie de Biermer, vitiligo
  - bilan complémentaire :
    - Ac anti-21 hydroxylase
    - TDM : atrophie des surrénales
- **Tuberculose bilatérale des surrénales :**
  - 10-20 %
  - tardive
  - contexte d'immunodépression
  - bilan complémentaire :
    - ASP : calcifications surrénaliennes
    - TDM : abdomen et thorax
- **Iatrogènes :** surrénalectomie, Op'DDD, mitotane-Lysodren®, kétoconazole
- **Métastases bilatérales, tumeurs primitives (lymphomes)**
- **Maladies infiltratives :** amylose, sarcoïdose
- **Causes vasculaires :**
  - hémorragie bilatérale des surrénales/CIVD
  - anticoagulants
  - choc septique
  - LED
- **Infectieuses :** infections opportunistes au cours du VIH
- **Causes génétiques :**
  - adrénoleucodystrophie : récessive à l'X (garçon atteint), mutation du transporteur AG longue chaîne dans peroxysome, associée à une pathologie démyélinisante
  - bloc enzymatique : 21, 11 ou 17 hydroxylase
  - hypoplasie congénitale des surrénales, mutation DAX-1

Insuffisance surrénale lente secondaire ou insuffisance corticotrope

- **À l'arrêt d'une corticothérapie prolongée :**
  - cause la plus fréquente +++++

- à rechercher systématiquement
- définition : dose supraphysiologique (> 30 mg/j équivalent hydrocortisone, soit 7 mg/j prednisone) pendant 3 à 4 semaines, quelle que soit la voie d'administration
- bilan complémentaire : interrogatoire systématique

- **Insuffisance antéhypophysaire :**
  - tumeur ou infiltration
  - traumatisme crânien
  - iatrogène (postchirurgie ou radiothérapie de la région)
  - bilan complémentaire :
    - IRM hypophysaire
    - tests dynamiques et exploration des autres axes systématique

→ TRAITEMENT DE L'INSUFFISANCE SURRÉNALE CHRONIQUE

Traitement substitutif hormonal à vie

- **Glucocorticoïdes** : **Hydrocortisone**® 10 mg : 20 à 30 mg/j ; 2/3 matin et 1/3 midi ou après-midi
- **Minéralocorticoïdes : Fludrocortisone**® 50 µg (Pharmacie centrale des hôpitaux) et bientôt Adixone® 50 µg en officine :
  - 50 à 150 µg/j
  - uniquement dans les formes périphériques +++

ÉDUCATION THÉRAPEUTIQUE

- **Port d'une carte d'insuffisant surrénalien**
- **Ne jamais interrompre son traitement**
- **Régime normosodé**
- **Contre-indication des laxatifs, diurétiques**
- **Connaissance des signes d'insuffisance surrénalienne : fièvre, troubles digestifs, asthénie intense et conduite à tenir en urgence**
- **Doubler ou tripler la dose d'hydrocortisone si fièvre au cours d'une maladie intercurrente, traumatisme, chirurgie, stress**
- **Disposer de forme injectable : Hémisuccinate d'hydrocortisone® 100 mg en IM ou en IV**
- **Conduite à tenir à connaître en cas d'intervention chirurgicale programmée**

Traitement étiologique

Si possible.

Surveillance

- **Surveillance clinique** et biologique, essentiellement :
  - disparition des signes généraux, reprise pondérale
  - normalisation de la pression artérielle et de l'ionogramme sanguin
  - rechercher l'absence de signes de surcorrection : HTA, OMI, prise de poids, faciès cushingoïde
  - ou de signes de sous-correction (hypo-TA, amaigrissement, asthénie, mélanodermie, nausées)
- **Dosages hormonaux :** peu utiles en pratique

INSUFFISANCE SURRÉNALE AIGUË

- Urgence diagnostique et thérapeutique
- Diagnostic sur faisceau d'arguments cliniques
- Traitement à débuter en urgence avant d'avoir une preuve sur les dosages hormonaux

→ DIAGNOSTIC CLINIQUE

- Troubles digestifs : nausées, vomissements, diarrhées, douleurs abdominales = tableau pseudo-chirurgical
- Déshydratation extracellulaire
- Hypo-TA allant jusqu'au collapsus
- Troubles psychiques : asthénie, confusion, coma
- Douleurs diffuses : arthralgies, myalgies, céphalées
- Fièvre

→ DIAGNOSTIC BIOLOGIQUE

- Hyponatrémie/hyperkaliémie/hypochlorémie (déficit en aldostérone)
- Déshydratation extracellulaire : hémoconcentration et insuffisance rénale fonctionnelle
- Hypoglycémie
- GDS : acidose métabolique
- ECG : recherche signes d'hyperkaliémie

→ DIAGNOSTIC POSITIF

- Basé sur la clinique
- Dosages de base de cortisol, ACTH et rénine
- Ne doivent pas retarder le traitement

→ DIAGNOSTIC ÉTIOLOGIQUE

- **Rechercher la cause de la décompensation d'une insuffisance surrénale chronique connue :**
  - arrêt du traitement
  - absence d'augmentation du traitement au cours d'une affection intercurrente
  - infection
  - extractions dentaires sans précaution, etc.
- **En l'absence d'insuffisance surrénale primitive initiale, rechercher une cause aiguë :**
  - hémorragie bilatérale des surrénales
  - contexte d'immunodépression
  - contexte métastatique
  - bilan complémentaire : en fonction du contexte, bilan infectieux, imagerie des surrénales...

→ TRAITEMENT DE L'INSUFFISANCE SURRÉNALE AIGUË

▶▶ ·······
Urgence vitale

- À domicile, chez un patient insuffisant surrénalien connu ou en cas de forte suspicion :
  - Hémisuccinate d'hydrocortisone® 100 mg : 1 ampoule en IV ou en IM
  - transport médicalisé jusqu'en milieu hospitalier
- Au sein d'un service hospitalier :
  - double voie d'abord, mise en condition du patient
  - réhydratation hydroélectrolytique = compenser le déficit sodé et l'hypovolémie sans oublier l'hypoglycémie :
    - si choc : macromolécules sur 30 min
    - sérum glucosé 5 % avec NaCl 9 g/L sans KCl : 1 litre en 1 heure
    - puis sérum salé isotonique (9 g/L NaCl) sans KCl : 4 à 6 litres sur 24 heures à adapter selon natrémie, kaliémie, natriurie, kaliurie
  - traitement hormonal substitutif par voie IV = traiter le déficit surrénalien :
    - Hémisuccinate d'hydrocortisone® 100 mg : 100 à 200 mg en IV direct puis 100 mg IV toutes les 6 à 8 heures
    - décroissance des doses d'hydrocortisone : réduction de moitié chaque jour et relais *per os* dès que possible. Objectif de 30 à 40 mg au bout de 5 jours si la cause de la décompensation est jugulée
    - pas de traitement minéralocorticoïde en IM en aigu, l'hydrocortisone a un effet minéralocorticoïde puissant à ces doses. L'apport en sel par les perfusions permet de rétablir le stock sodé
    - relais par les minéralocorticoïdes *per os* dès que possible à la dose de 100 à 150 μg/j et décroissance aux doses habituelles en même temps que le glucocorticoïde
  - surveillance :
    - TA, FC, T°, conscience, diurèse
    - iono sang et urinaire horaire puis toutes les 4 heures
    - ECG
- Recherche et traitement du facteur de décompensation
- Recherche de l'étiologie de l'insuffisance surrénale si méconnue
- Traitement préventif à reprendre/à mettre en place :
  - éducation d'un patient atteint d'une insuffisance surrénale (*voir* supra)
  - connaître la CAT en cas de signes annonciateurs d'une insuffisance surrénale aiguë
  - chez un patient sous corticothérapie au long cours :
    - savoir reconnaître un patient à risque d'insuffisance corticotrope : tout patient ayant eu une corticothérapie pendant au moins 3 semaines à doses > 20 mg d'équivalent prednisone ; tout patient ayant présenté un syndrome cushingoïde au cours d'une corticothérapie
    - savoir introduire de l'hydrocortisone en cours de traitement par corticoïdes à la dose de 5 à 7 mg d'équivalent prednisone en cas de stress aigu
    - introduire systématiquement un traitement d'hydrocortisone à la dose de 20 mg en 1 prise le matin lorsque la dose de corticoïdes devient < 5 mg/j de prednisone
    - faire un test au Synacthène® 2 à 4 semaines après l'introduction de l'hydrocortisone : si cortisol basal 8 h ou pic à T60' > 210 ng/mL (600 nmol/L), arrêt hydrocortisone ; si cortisol basal 8 h ou pic à T60' < 210 ng/mL (600 nmol/L), poursuite de l'hydrocortisone 20 mg/j et considérer le patient comme insuffisant surrénalien, réévaluation tous les 6 mois du test jusqu'à récupération d'une réponse normale

267 Obésité de l'adulte

Objectifs

- **Diagnostiquer une obésité de l'adulte**
- **Argumenter l'attitude thérapeutique et planifier le suivi du patient**

Pour l'obésité de l'enfant, voir le titre *Pédiatrie*.

DÉFINITION

- « Accumulation anormale ou excessive de graisse corporelle qui peut nuire à la santé » (OMS)
- Définition et classification de l'obésité selon l'indice de masse corporelle (IMC) ou indice de Quételet : poids (kg) / le carré de la taille (m)
- Obésité = IMC > 30 kg/ m^2 = augmentation du risque de comorbidité et de mortalité

Classification de l'obésité selon l'OMS

CLASSIFICATION	IMC (KG/M^2)	RISQUE DE COMORBIDITÉS
Valeurs de référence	18,5 à 24,9	Moyen
Surpoids	25,0 à 29,9	Légèrement augmenté
Obésité type I (modérée)	30,0 à 34,9	Modérément augmenté
Obésité type II (sévère)	35,0 à 39,9	Fortement augmenté
Obésité type III (massive, morbide)	⩾ 40	Très fortement augmenté

- Mesure de la répartition du tissu adipeux par le tour de taille (TT) en cm :
  - évaluation de la graisse viscérale
  - corrélation avec les complications métaboliques et cardiovasculaires
  - définition des seuils :
    - ⩾ 80 cm chez la femme et ⩾ 94 cm chez l'homme (recommandations IDF)

- $\geqslant$ 88 cm chez la femme et $\geqslant$ 102 cm chez l'homme (recommandations américaines ATP III du NCEP)
- Mesure de la répartition du tissu adipeux par le rapport taille/hanche :
  - $<$ 0,80 chez la femme et $<$ 0,95 chez l'homme → obésité gynoïde
  - $>$ 0,80 chez la femme et $>$ 0,95 chez l'homme → obésité androïde

ÉPIDÉMIOLOGIE

Augmentation de la prévalence :

- 12,4 % en 2006 contre 8,2 % en 1997 (étude OBEPI)
- en voie de stabilisation
- régions du Nord, de l'Est et la région parisienne +++
- en constante augmentation dans le monde
- inversement proportionnelle aux revenus des foyers
- coût économique

ÉTIOLOGIE

- Déséquilibre entre les apports et les dépenses énergétiques lors des phases dynamiques
- Multifactorielle +++
- Facteurs étiopathogéniques :
  - facteurs alimentaires :
    - excès d'apports = hyperphagie
    - excès d'apports répétés
    - troubles du comportement alimentaire (grignotage, compulsion, *binge eating disorder*, boulimie)
    - excès d'aliments de forte densité énergétique
    - désorganisation du rythme alimentaire
  - facteurs énergétiques :
    - faible niveau d'activité physique
    - sédentarité
  - facteurs psychologiques :
    - dépression
    - stress
    - anxiété
  - facteurs endocriniens :
    - hypothyroïdie
    - syndrome de Cushing
    - lésions hypothalamiques (craniopharyngiome)
  - facteurs médicamenteux/toxiques :
    - antidépresseurs tricycliques
    - neuroleptiques
    - corticoïdes
    - lithium
    - œstrogènes
    - progestatifs
    - arrêt du tabac

- facteurs génétiques :
  - syndromes génétiques liés à des délétions chromosomiques, associant en proportion variable : retard mental, retard statural, syndrome malformatif, hypogonadisme ; syndromes de Prader-Willi, de Bardet-Biedl, de Cohen
  - anomalies monogéniques : obésité majeure précoce familiale (rares +++) : déficit du récepteur 4 de la mélanocortine ++ ; déficit congénital en leptine ; déficit du récepteur de la leptine ; déficit en pro-opiomélanocortine ; déficit en pro-hormone convertase 1

COMPLICATIONS

- C → **cardiovasculaires :** HTA, insuffisance coronarienne, hypertrophie ventriculaire gauche (HVG), accident vasculaire ischémique (AVC), thrombose veineuse, insuffisance cardiaque
- O → **ostéoarticulaires :** gonarthrose, coxarthrose, lombalgies
- M → **métaboliques :** syndrome métabolique (hyperglycémie, HDL cholestérol bas, hypertriglycéridémie, tour de taille augmenté, HTA), insulinorésistance, diabète type 2, stéatose hépatique, hyperuricémie, SOPK
- P → **peau :** hypersudation, mycoses des plis, lymphœdèmes, *acanthosis nigricans*
- L → **lithiases biliaires**
- I → **intestin :** hernie hiatale, reflux gastro-œsophagien
- C → **cancers :** prostate, côlon chez l'homme, sein, ovaire, endomètre, col chez la femme
- A → **apnée du sommeil/anesthésie :**
  - hypoventilation alvéolaire, syndrome restrictif, asthme
  - risque anesthésique/risque opératoire
- T → **thymiques :** dépression, discrimination, altération de la qualité de vie, trouble du comportement alimentaire
- I → **infertilité :** SOPK ++, dysovulation, hypogonadisme
- O → **obstétricales :** complications
- N → **néphrologiques :** protéinurie, hyalinose segmentaire et focale

ÉVALUATION CLINICOBIOLOGIQUE

Définir et préciser les causes et les conséquences de l'obésité

INTERROGATOIRE +++

- Histoire pondérale +++
- Mode de vie
- Enquête alimentaire
- Activité physique
- Profil psychologique et comportemental
- Motivation
- Complications

→ EXAMEN CLINIQUE

- Évaluation de l'obésité : poids, IMC, TT, TT/TH
- Mesure de la TA avec brassard adapté
- Complications cardiaques, pulmonaires (SAS), cutanées, rhumatologiques
- Éliminer une cause secondaire (endocrinienne +++)

→ EXAMENS COMPLÉMENTAIRES

- Systématiques :
  - EAL à jeun (cholestérol total, HDLc, triglycéridémie et LDLc calculé)
  - glycémie à jeun
  - uricémie
  - TSH
  - GGT
  - transaminases (ASAT, ALAT)
  - ionogramme sanguin
  - créatinémie
  - ECG de repos
- Optionnels (selon le contexte) : rechercher étiologies et complications :
  - polysomnographie
  - EFR
  - GDS
  - échographie cardiaque
  - épreuve d'effort
  - cortisol libre urinaire ou test au Dectancyl® minute
  - etc.

■ ATTITUDE THÉRAPEUTIQUE

→ OBJECTIF DU TRAITEMENT

- Fixé avec le patient +++
- Prise en charge individualisée
- Perte pondérale raisonnable
- Traitement des complications
- Amélioration de la qualité de vie
- Maintien à long terme

→ MOYENS THÉRAPEUTIQUES

Mesures hygiénodiététiques

- Conseils alimentaires (*voir item 179*) :
  - réduction des apports alimentaires totaux +++
  - rétablir un rythme alimentaire
- Augmenter son activité physique : lutter contre la sédentarité
- Accompagnement psychologique et comportemental : psychothérapeute, thérapies comportementales
- Séjours en maison diététique (amorcer un changement des habitudes alimentaires, reprise d'une activité physique, souvent un échec sur le long terme)

Mesures médicamenteuses

- Échec des mesures précédentes
- Jamais seuls
- Non remboursés
- Perte pondérale moyenne de 6 à 8 %/poids initial
- Arrêt du traitement si perte de poids < 5 % à 3 mois ou effets indésirables
- Deux médicaments actuellement :
  - orlistat : réduction de l'absorption des graisses ingérées
  - sibutramine : action anorexigène centrale (effet tachycardisant, induction d'HTA)

MESURES CHIRURGICALES OU « CHIRURGIE BARIATRIQUE » (recommandations HAS, janvier 2009)

- Nécessité d'une prise en charge pluridisciplinaire +++
- Indications :
  - IMC ⩾ 40 kg/m² ou IMC ⩾ 35 kg/m² avec au moins une comorbidité ou une complication pouvant être améliorée par la chirurgie
  - après échec d'un traitement médical, nutritionnel, diététique et psychothérapeutique bien conduit pendant 6-12 mois
  - en l'absence de perte de poids suffisante ou en l'absence de maintien de la perte de poids
  - patient informé, ayant accepté et compris le suivi médical et chirurgical, les risques opératoires et la nécessité d'une évaluation préopératoire
- Les différentes techniques chirurgicales :
  - gastroplastie verticale calibrée
  - anneau gastrique ajustable
  - gastrectomie longitudinale (*sleeve gastrectomy*)
  - bypass gastrique
- Nécessité d'un suivi postchirurgical :
  - suivi médicochirurgical indispensable +++
  - prévention et dépistage des carences vitaminiques ou nutritionnelles (essentiellement bypass) (Ca +, vitamine D, fer, vitamine B12)
  - complications postchirurgicales (morbidité 4,3 % et mortalité 0,3 % à 1 mois) (NEJM, 2009)
  - réduction de la mortalité à 10 ans de 24 % (étude SOS, 2007)
  - perte pondérale sur le long terme (de 14 à 25 % selon le type de chirurgie à 10 ans) (étude SOS, 2007)

PLANIFICATION DU SUIVI

- Pathologie chronique
- Suivi au long cours +++
- Création d'une relation de qualité médecin-malade
- Programmation d'un suivi régulier
- Soutien par médecin traitant (relais)

- Fixer des objectifs à atteindre : 5 à 15 % du poids maximal sur 6 à 12 mois à maintenir à long terme
- Modulation des objectifs et de la stratégie selon les résultats
- Surveillance des complications
- Surveillance de l'efficacité et de la tolérance
- Consultation toutes les 4 à 6 semaines les premiers mois

295 Amaigrissement

Objectifs

- **Devant un amaigrissement, argumenter les principales hypothèses diagnostiques et justifier les examens complémentaires pertinents**

CE QU'IL FAUT COMPRENDRE

- Diagnostic souvent difficile
- Organicité fréquente
- Lent, insidieux, dénutrition souvent méconnue
- Fréquence des mécanismes mixtes intriqués (retentissement ou cause psy)
- **Deux mécanismes :**
  - défaut d'apports ou d'absorption
  - excès de catabolisme
- **Conséquences : perte protéique :**
  - altération EG :
    - comorbidité, accroissement du risque relatif de mortalité
    - cercle vicieux : asthénie, adynamie, anorexie, amaigrissement
    - allongement durée de séjour, coût collectif +++
    - perte d'autonomie des personnes âgées
  - CNS infectieuses :
    - baisse des défenses immunitaires : lit des infections nosocomiales
    - retard de cicatrisation

CONDUITE À TENIR DIAGNOSTIQUE

→ INTERROGATOIRE

Histoire, contexte

- Repérer maigreur acquise *vs* maigreur constitutionnelle +++ :
  - IMC des apparentés (parents et frères et sœurs)
  - histoire pondérale personnelle

- Prendre en compte les facteurs de gravité :
  - vitesse de l'amaigrissement
  - intensité de l'amaigrissement
  - comorbidités
- Orientation étiologique d'emblée :
  - apports :
    - contexte psy
    - signes digestifs : dysphagie, douleurs, nausées, diarrhée
    - contexte neurologique, perte d'autonomie
  - dépense : contexte infectieux, inflammatoire endocrinien

Apports alimentaires

- **Typologie alimentaire**
- **Mode de vie**
- **Appétit :**
  - conservé ou non
  - questionnaire standardisé, type MNA

→ EXAMEN

Retentissement

- État général, signes généraux :
  - IMC
  - taux de perte du poids
- Signes carentiels :
  - OMI (inconstants)
  - anémie
  - cutanéomuqueux :
    - glossite
    - phanères
    - acrocyanose
    - pétéchies
  - neurologiques :
    - polynévrite
    - encéphalopathie

Orientation étiologique

- État buccodentaire
- Adénopathies
- Sepsis

→ ÉVALUATION ÉTAT CARENTIEL

Retentissement

- NF
- RBP, préalbumine (moins essentiel que l'albuminémie)
- Albuminémie (NRI)
- Calcémie, hypophosphorémie
- TP avec V conservé

Bilan étiologique

- Biologique :
  - VS-CRP
  - glycémie
  - TSH FT4 (possibilité de syndrome de basse TSH et/ou basse T3)
- Test de malabsorption : selon orientation :
  - stéatorrhée selles 3 j
  - test xylose
- Morphologique : selon orientation :
  - RP
  - écho abdominale
  - FOGD ± colo

DÉPISTAGE - ÉVALUATION SÉVÉRITÉ

→ NIVEAU 1 : DÉPISTAGE/REPÉRAGE SITUATION À RISQUE

http://www.masef.com/scores/denutritionechellemna.htm

- Pour un patient dont l'âge < 70 ans :
  - une perte de poids $\geqslant 5\,\%$ en 1 mois
  - ou une perte de poids $\geqslant 10\,\%$ en 3 à 6 mois
  - ou un IMC $\leqslant 17$
- Pour un patient dont l'âge $\geqslant 70$ ans :
  - une perte de poids $\geqslant 5\,\%$ en 1 mois
  - ou une perte de poids $\geqslant 10\,\%$ en 3 à 6 mois
  - ou un IMC $\leqslant 20$
  - ou un MNA simplifié < 12

→ NIVEAU 2 : ÉVALUATION DE LA SÉVÉRITÉ - INDEX DE RISQUE NUTRITIONNEL (RNI)

Albuminémie x 1,52 + 0,42 × (poids actuel/poids usuel) :

- > 97 : surveillance
- 97-83 : risque moyen, enquête supplément nutritionnel par nutrition artificielle
- < 83 : risque élevé, mise en route nutrition artificielle

ORIENTATIONS

→ DÉFAUT APPORTS

- Vieillissement, causes psychologiques
- Causes intriquées fréquentes

Centraux

- Anorexie :
  - mentale
  - psychogène : solitude, syndrome dépressif, troubles de la personnalité
  - agression : TNF

- Médicaments :
  - morphiniques
  - antibiotiques
  - antimitotiques
  - antihypertenseurs centraux
  - psychotropes
- Neurologiques :
  - troubles cognitifs
  - troubles de la déglutition : AVC, SLA et pathologies neurodégénératives

Éthylisme chronique

- Mode catabolique (en cas de défaut d'apport de calories non alcooliques)

Digestives

- Cancer ORL
- Cancer de l'œsophage, du gastroduodénum

→ MALABSORPTION

- **Postchirurgie intestinale ou pancréatique**
- **Pariétale :**
  - Intolérance au gluten et autres atrophies
  - Crohn
  - insuffisance vasculaire grêle
  - maladie du chorion :
    - amylose
    - LMNH
    - Whipple
- **Luminale :**
  - insuffisance pancréatique
  - cholestase
  - pullulation microbienne
  - parasitose

→ ACCROISSEMENT DES DÉPENSES

Fuite

- Syndrome néphrotique
- Entéropathie exsudative

État d'hypercatabolisme

- Extrinsèque (agressions non compensées) :
  - grands brûlés
  - sepsis sévères et prolongés
- Intrinsèque :
  - cancer/leucose :
    - effet propre
    - effet de la chimiothérapie
  - endocrinien :
    - diabète insulinopénique décompensé
    - hyperthyroïdie
    - insuffisance surrénale (défaut d'anabolisme)

- insuffisance viscérale sévère :
  - respiratoire
  - rénale
  - cardiaque
  - hépatique
- pathologie systémique inflammatoire

MNA : ÉVALUATION DE L'ÉTAT NUTRITIONNEL

Évaluation globale
- 1. Le patient vit-il de façon indépendante à domicile ?
- 2. Prend plus de 3 médicaments ?
- 3. Maladie aiguë ou stress psychologique lors des 3 derniers mois :
- 4. Motricité : sort du domicile ? :
- 5. Problèmes neuropsychologiques :
- 6. Escarres ou plaies cutanées :

Indices diététiques
- 7. Combien de véritables repas le patient prend-il par jour ? (3 repas)
- 8. Consomme-t-il (3 réponses positives : 1 point) :
  - 1 fois par jour au moins des produits laitiers ?
  - 1 ou 2 fois par semaine des œufs ou des légumineuses ?
  - chaque jour de la viande, du poisson ou de la volaille ?
- 9. Consomme-t-il 2 fois par jour au moins des fruits ou des légumes ?
- 10. Présente-il une perte d'appétit ? Pas d'anorexie
- 11. Combien de verres de boissons consomme-t-il par jour ? (eau, lait, café, vin...) Plus de 5 verres
- 12. Manière de se nourrir : se nourrit seul sans difficulté

Évaluation subjective
- 13. Le patient se considère-t-il comme bien nourri ?
- 14. Le patient se sent-il en meilleure ou en moins bonne santé que la plupart des personnes de son âge ?

Indices anthropométriques
- 15. Indice de masse corporelle (poids / taille × taille) : 23 ou plus
- 16. Circonférence brachiale : 22 cm ou plus
- 17. Circonférence du mollet : 31 cm ou plus
- 18. Perte récente de poids : pas de perte

Total =

Résultats
- Nom :
- Prénom :
- Sexe :
- Date :
- Âge :
- Poids :
- Taille :
- Hauteur du genou :
- Score maximal de 30 points
- Si score supérieur ou égal à 24 = état nutritionnel satisfaisant
- Si score entre 17 et 23,5 = risque de malnutrition malgré l'absence de signe clinique ou biologique visible
- Si score inférieur à 17 = malnutrition protéinoénergétique très plausible

Vous pourrez consulter avec profit les ouvrages de la collection « Cas cliniques transversaux pour l'ECN »

- 52 cas cliniques transversaux
- Cancérologie et Oncohématologie - Hépato-gastroentérologie
- Cardiologie - Lecture et interprétation de l'électrocardiogramme
- Chirurgie générale et cardiovasculaire - Pneumologie
- Chirurgie maxillofaciale et stomatologie - ORL - Ophtalmologie
- Dermatologie - Médecine physique et réadaptation - Orthopédie
- Gynécologie-Obstétrique - Traumatologie
- Hématologie - Médecine générale - Médecine légale - Santé publique
- Infectiologie - Parasitologie
- Lecture critique d'articles des essais cliniques, nouvelle édition
- Médecine du travail - Neurologie
- Néphrologie - Urologie - Nutrition et diabète
- Pédiatrie
- Psychiatrie - Gériatrie
- Rhumatologie - Endocrinologie
- Urgences-Réanimation - Anesthésie - Douleur

Achevé d'imprimer en février 2010
par l'imprimerie Wilco
Dépôt légal : février 2010
Imprimé aux Pays-Bas